ワンランク上の心臓麻酔に必要なエビデンス

編集
石黒 芳紀
自治医科大学附属
さいたま医療センター
麻酔科

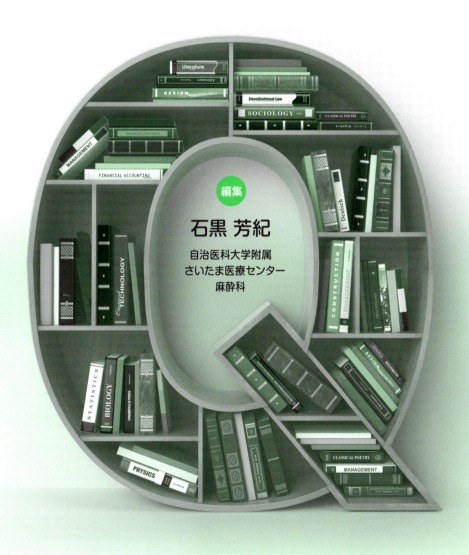

克誠堂出版

執筆者一覧

■ 編集

石黒　芳紀	自治医科大学附属さいたま医療センター麻酔科

■ 執筆者

永谷　雅子	新東京病院麻酔科
金　　信秀	新東京病院麻酔科
高橋　京助	自治医科大学附属さいたま医療センター麻酔科
井上　聡己	奈良県立医科大学集中治療部
曽我　朋宏	徳島大学大学院地域医療人材育成分野（麻酔科学）
川人　伸次	徳島大学大学院地域医療人材育成分野（麻酔科学）
池崎　弘之	かわぐち心臓呼吸器病院麻酔科/大和成和病院麻酔科
中里　桂子	かわぐち心臓呼吸器病院麻酔科
吉谷　健司	国立循環器病研究センター病院麻酔科
辛島　裕士	九州大学大学院医学研究院麻酔・蘇生学分野
梅原　　薫	九州大学病院麻酔科蘇生科
柿本　大輔	自治医科大学附属さいたま医療センター麻酔科
澤井　俊幸	大阪医科大学麻酔科学教室
林　健太郎	旭川医科大学病院麻酔科蘇生科
遠山　裕樹	旭川医科大学麻酔・蘇生学講座
国沢　卓之	旭川医科大学麻酔・蘇生学講座
富樫　　敬	ワシントン大学麻酔科・ペインメディスン科
香取　信之	国立病院機構東京医療センター麻酔科
石黒　芳紀	自治医科大学附属さいたま医療センター麻酔科
中嶋　康文	関西医科大学麻酔科学講座
木倉　睦人	浜松労災病院麻酔科
川上　裕理	横浜市立大学附属市民総合医療センター麻酔科
尾前　　毅	順天堂大学医学部附属静岡病院麻酔科・ペインクリニック
岡澤　佑樹	自治医科大学附属さいたま医療センター麻酔科
畠山　　登	愛知医科大学病院周術期集中治療部
吉永　晃一	自治医科大学附属さいたま医療センター麻酔科
岩井　健一	自治医科大学附属さいたま医療センター麻酔科
清水　　淳	榊原記念病院麻酔科
大塚　祐史	自治医科大学附属さいたま医療センター麻酔科
能見　俊浩	イムス葛飾ハートセンター
佐島　威行	自治医科大学附属さいたま医療センター麻酔科
黒川　　智	東京女子医科大学麻酔科
大西　佳彦	国立循環器病研究センター麻酔科
安田　篤史	帝京大学医学部麻酔科学講座
森　　芳映	東京大学医学部麻酔科学講座
田所　貴弘	カリフォルニア大学サンディエゴ校麻酔科
垣花　　学	琉球大学大学院医学研究科麻酔科学講座
森　　庸介	東京医療センター麻酔科

序文

　そもそも文献は，日常から自分で読んで自己責任で解釈しておくものであり，それを他人に任せるということは，他人の解釈による曲解の可能性もあり，かえって有害になるのではと私は懸念していた．しかし，心臓麻酔関連の文献レビューである本書は，私の心配をよそに，非常に興味深いものになった．担当していただいた先生方の文献の選択眼もさることながら，それに対するコメントを読むだけでも楽しい．コメントを批判的に読むのもよし，心臓麻酔の知識のアップデートのみならず，心臓麻酔専門医の資格試験などの準備にも役立ていただければと思う．

　本書の構成としては，心臓麻酔関連の主な雑誌に取り上げられている分野をピックアップすることから始めて，その後に，その分野のエキスパートや興味をもっておられる先生に依頼をして臨床上の疑問に答える形で，2，3編の論文を紹介してもらう形式をとった．

　なるべく鮮度のよい文献を紹介できるよう，過去5年程度の文献から，今後臨床のプラクティスを変えることになるような，インパクトのある論文を中心に選んでいただき，独自のコメントを付けてもらった．テーマによっては，新たな知見があまり得られてないような分野もあり，そのような分野を担当してもらった先生方には，ずいぶんとご苦労をおかけしたかと思う．

　なかには複数の項目で，重複して取り上げられた文献もあったが，敢えて重複は削らずにそのままにした．解説を比較してもらい，担当者によって注目しているところや解釈が微妙に異なることに，逆に，読者に興味をもってもらえれば幸いである．

　最後に，多忙な臨床業務のなか，快く執筆を引き受けていただき，期限通りにご寄稿いただいた各先生方，そして，熱意を持ってこの本の企画，編集業務を担当された克誠堂出版株式会社の手塚雅子氏には心より感謝をさせていただきたい．

2018年4月吉日

自治医科大学附属さいたま医療センター

石黒芳紀

1. 主要ガイドラインの概説　1

- ❶ 2014 AHA/ACC Guideline for the Management of Patients with Valvular Heart Disease……永谷雅子・金 信秀　1
- ❷ 2014 ACC/AHA Guideline on Perioperative Cardiovascular Evaluation and Management of Patients Undergoing Noncardiac Surgery……高橋京助　10

2. 術前内服薬について……井上聡己　13

- Q 1 アンギオテンシン変換酵素阻害薬（ACEI），アンギオテンシンⅡ受容体拮抗薬（ARB）は術当日続けるべきか？　13
- Q 2 シルデナフィル内服中の患者で麻酔管理における問題点は何か？　15
- Q 3 経口FXa阻害薬のリバースはあるか？　17

3. 薬理　19

- ❶ 吸入麻酔薬の心筋への作用……曽我朋宏・川人伸次　19
- Q 4 デスフルランの心筋への作用は他の吸入麻酔薬と差はあるか？　19
- ❷ 静脈麻酔薬の心筋への影響，薬理作用について……池崎弘之・中里桂子　22
- Q 5 レミフェンタニルの心保護作用とは？　22
- Q 6 心臓外科術後せん妄はデキサメデトミジンとプロポフォールのどちらが少ないのか？　24

4. モニタリング　29

- ❶ NIRS……吉谷健司　29
- Q 7 局所脳酸素飽和度（rSO_2）を指標に介入は心臓術後に高次脳機能を改善するのか？　29
- Q 8 先天性心疾患で慢性低酸素症の小児の脳酸素飽和度は正常値を示すのか？　31
- Q 9 人工心肺中の脳血流の自動調節能の上限を超えた血圧は術後せん妄と関係するのか？　32
- ❷ 心拍出量……辛島裕士・梅原 薫　34
- Q 10 拍出量モニタリングは非心臓手術の術後合併症を減らすことができるか？　34
- Q 11 完全に侵襲のない心拍出量モニターは正確か？　35
- Q 12 どの心拍出量測定モニターが心臓手術後管理に有用か？　37
- ❸ 動脈圧……柿本大輔　39
- Q 13 術中血圧はどの程度に維持すればよいか？　39
- Q 14 上腕動脈へのカテーテル挿入は避けるべきか？　41
- Q 15 人工心肺中の最適な動脈圧はどのように決定するか？　43

5. 経食道心エコー　45

- ❶ 弁疾患……澤井俊幸　45
- Q 16 Edge-to-edge法による僧帽弁形成術後の術中弁狭窄所見はどの程度まで許容されるか？　45
- Q 17 MitraClip®施行時の術中経食道心エコーでの弁口評価基準は？　47
- ❷ 心筋壁運動……林 健太郎・遠山裕樹・国沢卓之　50
- Q 18 左室壁運動の評価を正確に行えるのはどの指標か？　50
- Q 19 右室壁運動の評価を正確に行えるのはどの指標か？　51

- ❸ 三次元エコーの応用……富樫 敬 　　54
  - Q 20 肺動脈高血圧症患者における右室形状の三次元エコー解析は臨床的に評価できるか？ 　　54
  - Q 21 一心拍三次元エコーを使った右室圧・容量負荷患者における心室定量化の正確性と再現性は？ 　　56

6. 止血凝固　　59

- ❶ 凝固のモニタリング……香取信之 　　59
  - Q 22 音響共振を利用した血液流動性測定法は周術期の point-of-care 凝固モニターとして活用できるか？ 　　59
  - Q 23 Point-of-care 血液凝固能検査は心臓外科手術における輸血量を減少できるか？ 　　63
- ❷ 血小板機能評価と臨床……石黒芳紀 　　67
  - Q 24 低体温とプロタミンは血小板機能障害を増幅するか？ 　　67
  - Q 25 チカグレロルの妥当な術前休薬期間はどのくらいか？ 　　69
  - Q 26 血小板減少による出血はフィブリノゲンで代償できるか？ 　　71
- ❸ 凝固のメカニズム……中嶋康文 　　73
  - Q 27 血液中の血小板転写産物の役割とは？ 　　73
  - Q 28 静脈性血栓塞栓症における NETs の新しい役割とは？ 　　75
- ❹ ヘパリン・プロタミンの臨床……木倉睦人 　　78
  - Q 29 ヘパリン・プロタミン滴定器は止血管理に有用か？ 　　78
  - Q 30 術前のアンチトロンビン投与はヘパリン抵抗性を予防するか？ 　　80
  - Q 31 プロタミンはどの薬物よりも術中アナフィラキシーショックと関連するか？ 　　82
- ❺ DOAC……川上裕理 　　84
  - Q 32 心房細動患者の抗凝固薬を中止すると，脳イベントのリスクはあがるのか？ 　　84
  - Q 33 ダビガトラン内服中の患者へのイダルシズマブの投与は有効か？ 　　85
  - Q 34 抗凝固薬を内服している患者の緊急手術の合併症のリスクはどれほど高いのか？ 　　87
- ❻ 抗血小板薬と心臓手術……尾前 毅 　　89
  - Q 35 年齢は，アスピリンの副作用を増加させるか？ 　　89
  - Q 36 アスピリンの継続は手術に影響するのか？ 　　90
  - Q 37 チエノピリジン系抗血小板薬の継続は手術に影響するのか？ 　　91
- ❼ 抗線溶薬と心臓手術……岡澤佑樹 　　93
  - Q 38 トラネキサム酸は，CABG を受ける患者において術後合併症を増やすか？ 　　93
  - Q 39 成人における人工心肺下の心臓手術で適切なトラネキサム酸投与量は？ 　　95

7. 輸血および血液製剤　　99

- ❶ 輸血製剤の使用，適応，効果，副作用について……畠山 登 　　99
  - Q 40 赤血球液の保存期間は重症患者の生命予後に影響を及ぼすか？ 　　99
  - Q 41 心臓手術において血小板輸血は出血や有害転帰に独立して影響を及ぼすか？ 　　101
  - Q 42 心臓手術における大量輸血において輸血成分の割合が臨床転帰と生存に影響を及ぼすか？ 　　103
- ❷ フィブリノゲン製剤の臨床使用……吉永晃一 　　106
  - Q 43 フィブリノゲン濃縮製剤の投与により，大血管手術における血液製剤使用量を削減できるか？ 　　106
  - Q 44 フィブリノゲン濃縮製剤の投与により，ハイリスク心臓手術における血液製剤使用量を削減できるか？ 　　108

- ❸ 凝固因子製剤の臨床使用……香取信之　111
  - Q 45　心臓移植手術における4因子含有プロトロンビン複合体製剤の使用は輸血量を削減できるか？　111
  - Q 46　複雑心臓手術におけるリコンビナント活性型第Ⅶ因子製剤の使用は患者の予後を改善するか？　114

8. HES製剤 ……岩井健一　117
- Q 47　第三世代HES製剤の投与は急性腎傷害を増加させるか？　117
- Q 48　第三世代HES製剤の投与は出血量や凝固系パラメータに影響を与えるか？　119

9. 麻酔管理　123
❶ CABG……清水 淳　123
- Q 49　大動脈内バルーンパンピング（IABP）は重症症例の冠動脈バイパス手術（CABG）術前に予防的に挿入すべきか？　123
- Q 50　Off-pump冠動脈バイパス手術（CABG）のon-pumpへの術中変更（conversion）はどの程度の危険性を伴うのか，また予測因子は何か？　125
- Q 51　冠動脈バイパス術（CABG）手術には吸入麻酔薬と静脈麻酔薬のどちらが適しているのか？　127

❷ TAVR……大塚祐史　129
- Q 52　頸動脈アプローチによるTAVRの麻酔：意識下鎮静法による局所麻酔か全身麻酔か？　129
- Q 53　TAVR周術期の脳塞栓症予防：脳塞栓予防デバイスは安全で有効か？　130

❸ MICS……能見俊浩　132
- Q 54　右小開胸下僧帽弁手術に経皮的上大静脈脱血管挿入は必要か？　132
- Q 55　右小開胸低侵襲心臓手術後片側性肺水腫の要因は？　134

❹ VAD……佐島威行　136
- Q 56　LVAD植込みで右心不全は予期できるのか？　136
- Q 57　後天性vWF症候群の原因と対策は？　139

❺ 成人先天性心疾患……黒川 智　143
- Q 58　先天性心疾患患者における非心臓手術は周術期死亡・合併症のリスクが高いのか？　143
- Q 59　成人先天性心疾患に対する心臓手術における死亡率は高いか？　また，適切なそのリスク評価法はあるか？　145
- Q 60　成人先天性心疾患患者ではどの程度の生命予後が期待できるのか？　147

❻ 移植……大西佳彦　149
- Q 61　左室補助装置装着患者の管理を循環専門医以外でもするべきか？　149
- Q 62　臓器移植を受けた症例の出産麻酔管理は一般病院でも可能か？　151
- Q 63　フォンタン術後の心臓移植の成績は悪いか？　153

❼ 人工心肺中の管理一般……安田篤史　155
- Q 64　人工心肺中の体温はどう管理すべきか？　155
- Q 65　人工心肺中の換気は術後の肺酸素加能を改善するか？　157
- Q 66　人工心肺中の酸素運搬量を目標値以上に保つことで急性腎障害が減らせるか？　159

10. 臓器保護　161
❶ 心筋保護……森 芳映　161
- Q 67　新しい心筋保護液：Del Nido液は成人心臓手術で有効か？　161

❷ 中枢保護……田所貴弘・垣花 学　164

- Q 68 開心術後のせん妄は将来の認知症と関連するか？　164
- Q 69 開心術中の高用量ステロイド投与は術後質的回復の改善やPOD予防に寄与するか？　166

❸ 腎保護……森 庸介　168

- Q 70 遠隔虚血プレコンディショニングは腎保護に寄与するか？　168
- Q 71 デクスメデトミジンは急性腎障害発症を予防するか？　169
- Q 72 カルペリチド（ヒト心房性ナトリウム利尿ペプチド）に腎保護作用があるか？　170

主要ガイドラインの概説

1 2014 AHA/ACC Guideline for the Management of Patients with Valvular Heart Disease

永谷 雅子・金 信秀

2014 AHA/ACC Guideline for the Management of Patients with Valvular Heart Disease.

American Heart Association/American College of Cardiology（ACC/AHA）弁膜症ガイドラインの最新版が 2014 年に発表された[1]。弁膜症の進行度・治療介入重症度分類が新たに作成され，治療介入の検討・選択方法が一新されている。さらに 2017 年には一部改訂が発表され，特に経カテーテル大動脈弁植え込み術（transcatheter aortic valve implantation：TAVI），一次性と二次性僧帽弁逆流の手術管理について，そして人工弁植え込み患者のマネジメントについて書かれている[2]。また，European Society of Cardiology/European Association for Cardio-Thoracic Surgery（ESC/EACTS）弁膜症ガイドラインについても 2017 年に最新版が発表された。

弁膜症全般に共通する原則

各治療法の推奨レベルはクラス I（推奨される），クラス IIa（正当化される），クラス IIb（考慮されうる），クラス III（利益がない，もしくは害がある）の 4 つに分類される。その背景となるエビデンスレベル（level of evidence：LOE）については，レベル A（多くの集団で評価されている），レベル B（限定された集団で評価されている），レベル C（非常に限定された集団で評価されている）の 3 つに分類される。2017 年改訂部分においては 2015 年に更新された ACC/AHA 推奨システムにより，レベル B と C をさらに細分化した B-R（無作為化比較試験による），B-NR（非無作為化試験による），C-LD（限定されたデータ），C-EO（専門家の意見）が用いられている。

今回のガイドラインでは，弁膜症の重症度（mild, moderate, severe）に加えて 2013ACCF/AHA の心不全治療のガイドラインと類似した弁膜症進行度分類を各弁疾患で提示しており，これは弁の解剖学的異常・定量的評価，弁以外の定量的・定性的評価，症状の有無によって定義される（表 1）。この分類を提示したことが ESC/EACTS ガイドライン[3]との違いである。

加えて，治療介入のリスク評価（low risk, intermediate risk, high risk, prohibitive risk に分類）を考慮し治療適応を考えている（表 2）。

本ガイドラインでは，ESC/EACTS ガイドラインと同様に多分野にわたる弁膜症治療チームの役割を強調しており，弁膜症治療センターについて定義している。

大動脈弁狭窄（aortic stenosis：AS）

①非薬物的治療介入のタイミング

薬物療法としては高血圧の治療が推奨される（クラス I）が AS の直接的な治療とはならない。前述のとおり重症度分類が A-D の 4 段階に定義されており，左室機能によってさらに stage C は 2 つ，stage D は 3 つに分類される（表 3）。Stage D3 には左室駆出率（LV ejection fraction：LVEF）の保たれた paradoxical low flow/low gradient AS という病態が明記された。この病態

表1 弁膜症の進行度分類

stage	定義	概要
A	At risk 弁膜症のリスクあり	弁膜症発症のリスクファクターを持つ患者
B	Progressive 進行性の弁膜症	検査値上弁膜症重症度が mild-to-moderate で症状のない患者
C	Asymptomatic severe 無症候性で重症弁膜症	検査値上弁膜症重症度が severe で症状のない患者 C1：左室または右室機能が保たれている C2：左室不全もしくは右室不全がある
D	Symptomatic severe 症候性で重症弁膜症	弁膜症による症状がある患者

(Nishimura RA, Otto CM, Bonow RO, et al. 2014 AHA/ACC Guideline for the Management of Patients With Valvular Heart Disease: a Report of the American College of Cardiology/American Heart Association Task Force on Practice Guidelines. Circulation 2014；129（23）：e521-643. /J Am Coll Cardiol 2014；63：e57-185.より改変引用)

表2 治療介入リスク

	Low risk (以下のすべてを満たす)	Intermediate risk (以下の少なくとも1つを満たす)	High risk (以下の少なくとも1つを満たす)	Prohibitive risk (以下の少なくとも1つを満たす)
米国胸部外科学会予測死亡リスク	4％未満	4-8％	8％より高い	手術にかかわらず予想される死亡率が1年以内に50％より高い
Frailty*	なし	1項目 (軽度)	2項目以上 (中等度～重症)	
手術によって改善しない主要臓器の障害	なし	1臓器	2臓器	3臓器
手技に特有な障害となる病態**	なし	ややあり	ややあり	重大なものあり

*　食事・入浴・更衣・移乗・トイレ・排泄コントロール・歩行の7項目の自立の可否で評価。
　　もしくは他の指標を用いて、なし、軽度、中等度～重症と分類するものもある。
**　気管切開後、上行大動脈の強い石灰化、胸郭の奇形、冠動脈グラフトが胸壁に癒着している、放射線によるダメージがある、など

(Nishimura RA, Otto CM, Bonow RO, et al. 2014 AHA/ACC Guideline for the Management of Patients With Valvular Heart Disease: a Report of the American College of Cardiology/American Heart Association Task Force on Practice Guidelines. Circulation 2014；129（23）：e521-643. /J Am Coll Cardiol 2014；63：e57-185.より改変引用)

は計測上弁口面積以外に重症 AS を示さないため計測誤差と判断され治療介入されないこともあったが、治療介入しなければ予後不良であり、AS による症状がある場合治療が推奨されている[4,5]。
・Stage C2，D であれば治療介入は推奨、または正当化される（クラスⅠまたはⅡa）。
・Stage B，C1 でも他の心疾患で手術適応であるか、stage C1 でも very severe AS で手術リスクが低い、運動負荷試験で血圧低下や運動耐容能の低下がある場合の治療介入は正当化される（クラスⅡa）。
②治療方法の選択：外科的手術（SAVR）かカテーテル治療（TAVI）か
　Stage D の AS の治療の選択肢として 2014 年に初めて TAVI が明記され、2017 年の改訂で

表3 重症ASの分類

stage		Vmax≧4 m/s または 平均ΔP≧40 mmHg	左室機能
C1	無症候性重症AS	○	左室機能正常
C2	無症候性重症AS＋左室機能不全	○	LVEF<50%
D1	症候性重症AS high-gradient	○	基準なし
D2	症候性重症AS low-flow/low-gradient＋左室機能不全	×	LVEF<50%
D3	症候性重症AS low gradient＋左室正常 または paradoxical low flow	×	LVEF≧50%

(Nishimura RA, Otto CM, Bonow RO, et al. 2014 AHA/ACC Guideline for the Management of Patients With Valvular Heart Disease：a Report of the American College of Cardiology/American Heart Association Task Force on Practice Guidelines. Circulation 2014；129（23）：e521-643. /J Am Coll Cardiol 2014；63：e57-185.より改変引用)

TAVIの推奨レベルがさらに上昇した。
・手術が prohibitive risk の場合，予後が12カ月以上見込めるならTAVIを推奨（クラスⅠ）。
・手術が high risk の場合は患者個々のリスクに応じてSAVRかTAVIが推奨される（クラスⅡaからⅠに改訂）。
・手術が intermediate risk の場合も，患者個々のリスクに応じてSAVR（クラスⅠ）かTAVI（クラスⅡa）が推奨される（2017年に新たに追加）。
・手術が low risk の場合はSAVRが推奨される（クラスⅠ）。

ESC/EACTSガイドラインでは，手術が low risk の場合はSAVRを推奨し，increased risk の場合は臨床所見，解剖学的特徴，合併する心疾患においてTAVIが好ましい項目・SAVRが好ましい項目を挙げて患者個々に合わせハートチームで判断することを推奨している。

近年新たに low-intermediate risk の患者に対するSAVRとTAVIの比較試験のメタアナリシスが発表された。両者の院内死亡率，30日死亡率，長期的な死亡率（中央値は1年半）等に有意差がないとされており[6]，今後TAVIの適応がより軽症な患者に拡大していく可能性がある。

大動脈弁逆流（aortic regurgitation：AR）

<急性AR>
主な原因は感染性心内膜炎であり，この場合早急な手術が死亡率を改善する。

<慢性AR>
①内科的治療
・Stage B，Cの慢性AR患者に対してはCaチャネルブロッカー，ACE阻害剤，アンジオテンシンⅡ受容体拮抗薬による高血圧の治療が推奨される（クラスⅠ）。
・合併症により手術が施行されなかったStage C2，DのAR患者に対するACE阻害剤，アンジオテンシンⅡ受容体拮抗薬，β遮断薬による加療は正当化される（クラスⅡa）。

表4 重症MRの分類

stage		分類	ERO≧0.40 cm^2	逆流量≧60 mL	逆流率≧50%
C	無症候性重症MR	一次性	○	○	○
		二次性			×
D	症候性重症MR	一次性	○	○	○
		二次性			

ERO：有効逆流面積
(Nishimura RA, Otto CM, Bonow RO, et al. 2014 AHA/ACC Guideline for the Management of Patients With Valvular Heart Disease：a Report of the American College of Cardiology/American Heart Association Task Force on Practice Guidelines. Circulation 2014；129（23）：e521-643. /J Am Coll Cardiol 2014；63：e57-185.より改変引用)

②非薬物的治療介入のタイミング
- Stage D，もしくはstage CでEFが50%未満か，その他の心臓手術を行う場合はAVRが推奨される（クラスⅠ）。
- Stage C2でLVEFが保たれている（LVEF≧50%）が，左室拡大（LVESD>50 mm）がある場合AVRが正当化される（クラスⅡa）。
- Stage Bでも他の心臓手術を行う場合はAVRが正当化される（クラスⅡa）。

僧帽弁狭窄（mitral stenosis：MS）

①内科的治療
- 心房細動，塞栓症の既往，左房内血栓を合併している場合抗凝固療法が推奨される（クラスⅠ）。
- 頻脈性の心房細動を合併している場合は心拍数コントロールが有益である（クラスⅡa）。

②非薬物的治療
- Stage DまたはCのMS患者で弁の形態が治療に適しており，左房内血栓と中等度以上のMRがない場合に経皮的僧帽弁交連切開術が推奨される（クラスⅠまたはⅡa）。
- Stage DのMS患者で手術リスクが高くなく，経皮的僧帽弁交連切開術が適応にならない場合僧帽弁手術が推奨される（クラスⅠ）。
- 他の心臓手術を行う場合，stage C，DのMS患者には僧帽弁手術も同時に行うことが推奨される（クラスⅠ）。

僧帽弁逆流（mitral regurgitation：MR）

ESC/EACTSガイドラインに以前より明記されていた一次性と二次性の分類が2014年のAHA/ACCガイドラインにも導入された。

一次性MRは弁自体の異常によるもので，弁の粘液変性や結合織異常，感染性心内膜炎，リウマチ性病変，クレフト（僧帽弁裂隙），放射線によるもの等が挙げられる。二次性MRは僧帽弁の構造自体は正常で，心筋梗塞や特発性の心筋症により左心室が拡大することで，弁輪の拡大による接合の低下や，乳頭筋の変位によるテザリング（弁葉が左室側へ引き込まれる）によって発生する。

重症一次性MRと重症二次性MRの重症度の定量的な基準値（有効逆流口面積と逆流量）は，2014年のACC/AHAガイドラインではそれぞれ異なる値になっていたが，2017年の改訂では同じものになった（表4）。

①一次性MRの内科的治療
- Stage DでLVEFが60%より低い患者で手術が考慮されなかった場合，収縮能低下に対する薬

物治療は正当化される（クラスⅡa）。
・血管拡張薬の使用については，急性重症 MR では効果があるとされるが，無症状で左室機能が保たれている慢性 MR の場合はむしろ MR を悪化させる（クラスⅢ）。

②一次性 MR の非薬物的治療介入
・Stage D で LVEF が 30％以上の場合か，stage C2 の患者で僧帽弁手術が推奨される（クラスⅠ）。
・重症一次性 MR で，他の心臓手術を行う場合は僧帽弁手術が推奨される（クラスⅠ）。
・手術適応の場合は，AHA も ESC も可能であれば弁置換より弁形成を推奨している（クラスⅠ）。
・Stage C1 で僧帽弁形成が 95％より高い確率で成功すると考えられ，死亡率が 1％未満の場合僧帽弁形成術が正当化される（クラスⅡa）。

　手術の治療成績の向上により，stage C1，つまり症状がなく LVEF も保たれている患者でも左室収縮末期径の増加傾向か，LVEF の低下傾向がみられる場合は僧帽弁手術が正当化される（クラスⅡa）ことが 2017 年に追加され，治療適応が拡大した。

　病変が後尖の半分以下の範囲に限られた重症一次性 MR の場合，僧帽弁修復を試みて成功しない限り弁置換術はすべきでない（クラスⅢ：危険）とされ，その他すべての場合においても可能であれば弁置換術より形成術が好ましいとされている。

　経カテーテル僧帽弁形成術については，stage D で，カテーテル治療に適した弁の形態であり，手術が prohibitive risk の患者に考慮される（クラスⅡb）とある。2015 年の EVEREST Ⅱ 試験の 5 年間の観察結果[7]では，カテーテル治療の長期の安全性について明言されている。しかし，対象患者は弁尖の A2 または P2 の逸脱に限定されていることや，MR の改善率が手術の方が優れていること，最初の半年での再手術率がカテーテル治療で高いことなどから，ESC/EACTS ガイドラインでも推奨レベルはクラスⅡb となっている。

③二次性 MR の内科的治療
・Stage B から D の二次性 MR で LVEF が低下し心不全となっている場合，ACE 阻害薬，β遮断薬，抗アルドステロン薬を含む，ガイドラインに沿った心不全治療が推奨される（クラスⅠ）。
・Stage B から D の二次性 MR の患者で心臓再同期療法（cardiac resynchronization therapy：CRT）が適応となる場合，推奨される（クラスⅠ）。

④二次性 MR の非薬物的治療介入
　二次性 MR は一次性 MR に比べて治療介入が推奨されず，stage D で NYHA Ⅲ から Ⅳ の場合（クラスⅡb）か，stage C か D で CABG か AVR を試行する際（クラスⅡa）に正当化される程度である。

　虚血性 MR に対し CABG を試行して MR が改善する場合もあるが，僧帽弁形成術を追加しても長期予後は変わらない。また僧帽弁形成か僧帽弁置換のどちらを選択するべきかどうかは議論が残る[8]。

三尖弁逆流（tricuspid regurgitation：TR）

①内科的治療
・重症 TR で右室機能不全兆候がある場合（stage D）利尿薬が有用である（クラスⅡa）。
・重症 TR 患者（Stage C または D）には肺動脈圧や肺血管抵抗を下げる治療を考慮する（クラスⅡb）。

②非薬物的治療介入
- 重症 TR 患者（stage C または D）で左心系の手術を試行する場合は三尖弁手術を行うことが推奨される（クラスⅠ）。
- Stage B の TR 患者では，三尖弁輪拡大か右心不全の兆候がある場合三尖弁手術が有益となりうる（クラスⅡa）。
- 重症 TR による症状があり，内科的治療にても改善しない場合は三尖弁手術が有益となりうる（クラスⅡa）。

三尖弁狭窄（tricuspid stenosis：TS）

①内科的治療

利尿薬は，stage D の TS 患者の全身および肝臓鬱血を緩和するのに有用である可能性があるが，低心拍出となった場合は使用できない。左心系の疾患や心房細動が併存する場合はそちらの治療も重要である。

②非薬物的治療介入
- 重症 TS 患者（stage C または D）で左心系の手術を試行する場合は三尖弁手術を行うことが推奨される（クラスⅠ）。
- 重症 TS で症状がある場合（stage D）は手術が推奨される（クラスⅠ）。手術の転機は右室機能に依存する。

人工弁

①人工弁の選択

どの人工弁で治療するかは，患者の価値観や意思を尊重しつつ，抗凝固療法の適応やリスク，再治療が必要になる可能性とリスクも含めて決定する（クラスⅠ）。人工弁置換予定の患者で抗凝固療法が禁忌である，内服管理ができない，患者が希望しない場合は生体弁が推奨される（クラスⅠ）。

2017 年の改訂により機械弁の推奨年齢が 2014 年の 60 歳から引き下げられ，50 歳未満では機械弁を，70 歳より高齢の患者には生体弁を，50 歳から 70 歳の患者では各々の背景を考慮し機械弁か人工弁かを選択することが妥当とした（クラスⅡa）。大動脈弁置換，僧帽弁置換ともに 50 歳から 69 歳の患者において機械弁と人工弁の 15 年生存率がかわらず，生体弁の方が再手術のリスクはあるものの出血や脳卒中のリスクは少ないため生体弁の選択が正当化されるという報告[9,10]から，今回の改訂が行われたと考えられる。しかし，人工弁の選択には上記のさまざまなリスクを考慮する必要があり，現時点での年齢による人工弁選択の推奨エビデンスレベルは B-NR であることから柔軟な対応が求められる。ESC/EACTS ガイドラインでの機械弁の推奨年齢は AHA/ACC ガイドラインと異なり，僧帽弁で 65 歳未満，大動脈弁で 60 歳未満となっている（クラスⅡa）。

2017 年の改訂で，人工弁の狭窄や逆流のある患者で，手術が high もしくは prohibitive risk の場合，血行動態の改善が見込まれれば経カテーテルによる valve-in valve 法の選択は正当化される（クラスⅡa）ことが新たに追加されている。同時期に発表された PARTNER 2 valve-in-valve 試験[11]の結果にも矛盾しない。valve-in valve 法で再治療を行うには，もともと入っていた生体弁のサイズが valve-in valve 法に適している必要がある。最初の人工弁のサイズ選択時にこのことも考慮に入れる必要がある。

②抗血栓療法について
- 大動脈弁置換で二葉弁や傾斜ディスク型機械弁を使用し血栓リスクがない場合，ビタミンＫ拮抗薬（VKA）による INR の目標値は 2.5（クラスⅠ）とされるが，On-X® 弁の場合 INR は 1.5-

表5 CHA₂DS₂-VASc スコア

リスクファクター	点数
Congestive heart failure（うっ血性心不全） 　心不全の兆候または LVEF の低下	1
Hypertension（高血圧）	1
Age（年齢） 　75 歳以上	2
Diabetes（糖尿病）	1
Stroke（脳卒中） 　TIA，脳梗塞の既往	2
Vascular disease（血管疾患） 　心筋梗塞の既往または末梢動脈疾患（PAD）か大動脈プラークの存在	1
Age（年齢） 　65-74 歳	1
Sex category（性別） 　女性である	1

当てはまる項目の点数を加点していく。最大9点となる。
(Kirchhof P, Benussi S, Kotecha D, et al. 2016 ESC Guidelines for the management of atrial fibrillation developed in collaboration with EACTS. Eur Heart J 2016；37（38）：2893-962 より改変引用)

2でも許容される（クラスⅡb，2017 年改訂で追加）。血栓リスクがある，または血栓症の既往がある場合には INR は 3 を目指す（クラスⅠ）。
・TAVI 後は，75-100 mg のアスピリンと，最初の 6 カ月間の 75 mg のクロピドグレルが妥当とされる（クラスⅡb）が，それに追加し出血リスクが低ければ最低 3 カ月は INR2.5 を目標値として VKA の内服をすることを考慮する（クラスⅡb，2017 改訂で追加）。
・僧帽弁置換で機械弁を使用した場合の INR は 3.0 を目指す（クラスⅠ）。
・生体弁を使用した患者は出血リスクが低ければ 3-6 カ月間 INR2.5 を目指した VKA の内服が妥当である（クラスⅡa）。
・アスピリンは機械弁患者では VKA との併用が推奨（クラスⅠ）され，生体弁患者では妥当（クラスⅡa）とされる。
・直接トロンビン阻害薬や第Ⅹa 因子阻害薬は，機械弁患者では出血や血栓症による合併症のリスクが VKA に比べて高いがメリットはないため使用すべきでない（クラスⅢ：危険）。

弁膜症（機械弁置換後以外）に合併する心房細動（atrial fibrillation：AF）に対する抗凝固

2014 年から 2016 年に発表された，AF 患者に対する抗凝固療法の VKA と直接経口抗凝固薬（DOAC）の比較試験[12-14]）をうけ，2017 年の改訂で新たに作成された項である。
・リウマチ性の MS と AF を合併する患者には VKA による抗凝固療法が推奨される（クラスⅠ）。
・MS 以外の弁膜症では，CHA₂DS₂-VASc スコア（表5）が 2 以上で AF を合併している場合に抗凝固療法が推奨され（クラスⅠ），VKA の代わりに DOAC を使用することも妥当である（クラスⅡa）。

感染性心内膜炎（infective endocarditis：IE）

①IEの予防について

　歯科処置等の際のIEに対する予防的抗菌薬の投与は，支持するエビデンスが乏しいという理由で，2008年にAHA/ACCガイドラインが改訂された際にかなり限定的になった。クラスIレベルで推奨される病態はなくなり，人工弁や人工物で弁形成をした場合，IEの既往がある場合，チアノーゼ性先天性心疾患で未治療もしくは人工物で治療後でもシャントが残存している場合，弁逆流のある心臓のレシピエントの場合という限られた場合で予防的抗菌薬投与が妥当とされる（クラスIIa）。

②IEの非薬物的加療

・治療介入のタイミングは弁膜症治療チームと感染症専門医によって決められるべきでる（クラスI）。
・早期治療が求められるのは，IEによる心不全症状がある，黄色ブドウ球菌や真菌その他耐性菌によるIE，伝導路障害で循環動態が不安定，弁輪や大動脈に膿瘍を形成している，5-7日以上抗菌薬加療しても感染のコントロールがつかない，抗菌薬治療完了後の再熱発といった状態の場合である（クラスI）。

　また，2017年の改訂では，脳卒中を併発した場合について追加され，脳卒中が起きても頭蓋内出血や広範な脳梗塞がなければIEの加療を遅らせなくて良いかもしれない（クラスIIb）が，それらを認める場合は血行動態が許せば最低4週間は手術を延期することを考慮する（クラスIIb）となっている。

1) Nishimura RA, Otto CM, Bonow RO, et al. 2014 AHA/ACC Guideline for the Management of Patients With Valvular Heart Disease：a Report of the American College of Cardiology/American Heart Association Task Force on Practice Guidelines. Circulation 2014；129（23）：e521-643. /J Am Coll Cardiol 2014；63：e57-185.
2) Nishimura RA, Otto CM, Bonow RO, et al. 2017 AHA/ACC Focused Update of the 2014 AHA/ACC Guideline for the Management of Patients With Valvular Heart Disease：A Report of the American College of Cardiology/American Heart Association Task Force on Clinical Practice Guidelines. Circulation 2017；135（25）：e1159-95. /J Am Coll Cardiol 2017；70（2）：252-89.
3) Baumgartner H, Falk V, Bax JJ, et al. 2017 ESC/EACTS Guidelines for the management of valvular heart disease. Eur Heart J 2017；38（36）：2739-91.
4) Hachicha Z, Dumesnil JG, Bogaty P, et al. Paradoxical low-flow, low-gradient severe aortic stenosis：despite preserved ejection fraction is associated with higher afterload and reduced survival. Circulation 2007；115（22）：2856-64.
5) Cavaca R, Teixeira R, Vieira MJ, et al. Paradoxical aortic stenosis：A systematic review. Rev Port Cardiol 2017；36（4）：287-305.
6) Tam DY, Vo TX, Wijeysundera HC, et al. Transcatheter vs Surgical Aortic Valve Replacement for Aortic Stenosis in Low-Intermediate Risk Patients：A Meta-analysis. Can J Cardiol 2017；33（9）：1171-9.
7) Feldman T, Kar S, Elmariah S, et al. Randomized Comparison of Percutaneous Repair and Surgery for Mitral Regurgitation：5-Year Results of EVEREST II. J Am Coll Cardiol 2015；66（25）：2844-54.
8) Sharma A, Agawal S, Goel S, et al. Surgical Treatment of Ischemic Mitral Regurgitation：Valve Repair Versus Replacement. Curr Cardiol Rep 2017；19（1）：3.
9) Chikwe J, Chiang YP, Egorova NN, et al. Survival and outcomes following bioprosthetic vs mechanical mitral valve replacement in patients aged 50 to 69 years. JAMA 2015；313（14）：1435-42.
10) Chiang YP, Chikwe J, Moskowitz AJ, et al. Survival and long-term outcomes following bioprosthetic vs mechanical aortic valve replacement in patients aged 50 to 69 years. JAMA 2014；312（13）：1323-9.
11) Webb JG, Mack MJ, White JM, et al. Transcatheter Aortic Valve Implantation Within Degenerated Aortic Surgical Bioprostheses：PARTNER 2 Valve-in-Valve Registry. J Am Coll Cardiol 2017；69（18）：2253-62.

12) Avezum A, Lopes RD, Schulte PJ, et al. Apixaban in comparison with warfarin in patients with atrial fibrillation and valvular heart disease：findings from the Apixaban for Reduction in Stroke and Other Thromboembolic Events in Atrial Fibrillation（ARISTOTLE）trial. Circulation 2015；132（8）：624-32.
13) Breithardt G, Baumqartner H, Berkowitz SD, et al. Clinical characteristics and outcomes with rivaroxaban vs. warfarin in patients with non-valvular atrial fibrillation but underlying native mitral and aortic valve disease participating in the ROCKET AF trial. Eur Heart J 2014；35（47）：3377-85.
14) Ezekowitz MD, Nagarakanti R, Noack H, et al. Comparison of dabigatran and warfarin in patients with atrial fibrillation and valvular heart disease：the RE-LY Trial（Randomized Evaluation of LongTerm Anticoagulant Therapy）. Circulation 2016；134（8）：589-98.
15) Kirchhof P, Benussi S, Kotecha D, et al. 2016 ESC Guidelines for the management of atrial fibrillation developed in collaboration with EACTS. Eur Heart J 2016；37（38）：2893-962.

2014 ACC/AHA Guideline on Perioperative Cardiovascular Evaluation and Management of Patients Undergoing Noncardiac Surgery

高橋 京助

2014 ACC/AHA Guideline on Perioperative Cardiovascular Evaluation and Management of Patients Undergoing Noncardiac Surgery.

　本ガイドラインは The American Heart Association（AHA）と The American College of Cardiology（ACC）が合同で作成したもので，心疾患を有する患者が非心臓手術を受けることを想定して作成されている。その内容は周術期における心機能評価・モニタリング，虚血性心疾患や弁膜症の治療，抗血小板薬や心疾患に関連する薬物の使用法が主体である。このような周術期管理に関わる領域は大規模な無作為化比較試験が少ないため，大半の推奨が観察研究や後ろ向き研究のデータをもとに作成されており，エビデンスの乏しい推奨が多い点が特徴である。

　本ガイドラインの前版は2007年に発表されており，2009年のβ遮断薬に関する更新を経て2014年の改訂に至る。2007年版からの主な変更点として心血管イベントのリスク分類が3つから2つに単純化されたこと，β遮断薬の新規導入に関する推奨度が下がったこと，抗血小板薬に関する推奨が明記されたことがあげられる。

　以下，テーマごとに本ガイドラインの要旨を概説する。

病状に応じた手術時期の決定・心機能評価

　原則的に緊急性の高い手術は心血管リスクにかかわらず行うべきであるが，緊急性のない手術はリスクに応じた対応が必要である。急性心筋梗塞や不安定狭心症がある場合はその治療を優先する。

　治療を急ぐ心疾患がなければ revised cardiac risk index（RCRI）score などを用いて主要心血管イベント（major adverse cardiac events：MACE）のリスク評価を行う。MACE のリスクが1％未満であれば，低リスクとして手術を行う。リスクが1％以上であれば高リスクとして運動耐容能の評価を行い4 METs（metabolic equivalents）以上あれば手術が可能である。

　追加の心機能・冠血流評価の検査はルーチンでは行わないのが原則である。高リスク患者でかつ運動耐容能4 METs 未満の患者や心機能の不明な患者に対しては，検査結果によってその後の治療方針が変わる場合のみ，運動負荷試験や薬物負荷試験を検討する。なお心臓超音波などの左心機能評価は，原因不明の呼吸困難を有する患者や心不全の既往のある患者に対してのみ適応となる。

虚血性心疾患患者の周術期管理

　虚血性心疾患については血行再建の適応がある病状であれば，手術の前に行うべきである。ただし，周術期の心血管イベントを減らす目的でのルーチンの血行再建は予後を改善しないため行うべきではない。冠動脈血行再建の手技に伴うリスクと血行再建せずに非心臓手術を受けるリスクを秤にかけて考えるべきである。なお，非心臓手術前の予防的な血行再建に関して生命予後の改善が示されたのは，血管手術前の左冠動脈主幹部病変を有する患者に対する冠動脈インターベンション（percutaneous coronary intervention：PCI）のみである。

　また PCI 後早期はイベントのリスクが高まるため，手術の時期を遅らせる必要がある。少なくとも，バルーン血管形成術後は14日間，ベアメタルステント（bare metal stent：BMS）留置後は

30日間，薬剤溶出性ステント（drug-eluting stent：DES）留置後は365日間経過した後に手術を行うべきである。ただし，DES留置後に早期の手術が望ましい場合は180日後の手術を検討する。また早期手術が望ましい患者で術前にPCIが必要な場合は，バルーン血管形成術ないしBMS留置を検討する。

抗血小板薬の中止時期は周術期心筋虚血イベントやステント内血栓症予防のメリットと出血のデメリットを勘案して決めるべきである。具体的には，ステント留置から4-6週間で手術が必要になった場合は，DES，BMSともに抗血小板薬2剤併用療法の継続が望ましい。またプラスグレル，チカグレロル，クロピドグレルなどのP2Y$_{12}$受容体阻害薬を中止する場合は，術前にアスピリン内服へと切り替え，術後早期にP2Y$_{12}$受容体阻害薬を再開するべきである。

周術期の薬物療法

β遮断薬，アンギオテンシン変換酵素（angiotensin-converting enzyme：ACE）阻害薬，スタチンをもとより内服していた場合，基本的に継続することが推奨される。ただし，ACE阻害薬に関しては現在も議論のあるテーマである。2017年の大規模な後ろ向き研究[1]ではACE阻害薬の継続により生命予後が悪化すると報告されており，今後この推奨は変更される可能性がある。

術前のβ遮断薬の新規導入に関しては，適応を選んで行うべきである。2007年のガイドラインでは高リスク患者に対する新規導入がclass Iの推奨であったが，その後のPOISE試験で手術直前の新規導入が術後脳梗塞や死亡率の増加につながることが明らかになった。これを受けて2014年の改訂ではβ遮断薬の新規導入はRCRI≧3ないし周術期の心筋虚血の中等度〜高リスク患者に限られ，安全性を担保するために手術前日より前に開始して投与量を調整すべきとされている。またスタチンの新規導入については，血管手術を受ける患者と高リスク手術を受ける患者のうちガイドライン上内服が推奨される患者が適応となる。他の薬剤の新規導入で予後の改善が見込めるものはなく，心筋虚血の予防を目的とした$α_2$受容体作動薬の術前投与やニトログリセリンの術中投与は推奨されない。

周術期モニタリング・検査

概してリスクを考慮しないルーチンのモニタリング・検査は有用でないことが示されている。一方，無症候性であっても大動脈弁狭窄症などの重症弁膜症を有する患者が高リスク手術を受ける場合は，術中術後の循環モニタリングの適応となる。

具体的なモニタリングの方法として，経食道心エコーの使用は血行動態が不安定な患者の原因の診断に有用である。肺動脈カテーテルの適応は限定的である。ルーチンの使用は予後を改善せず，合併症を増加させることが明らかになっている。適応と考えられる症例は重症弁膜症や心不全，複合性のショックなど肺動脈カテーテルで得られる情報が治療に寄与すると考えられる場合のみである。

周術期に心筋虚血を疑った場合には，その診断に心電図やトロポニンは有用である。しかし，周術期心筋梗塞のリスクが高い患者に対するスクリーニング検査としての心電図やトロポニンの有用性については定かでない。

麻酔方法の選択

全身麻酔の方法は吸入麻酔と全静脈麻酔のいずれでもよく，その選択は心筋虚血の予防以外の要素で決定されるべきである。心臓手術においては吸入麻酔を使用することの有用性が確立されている。しかし，非心臓手術においては吸入麻酔が全静脈麻酔と比較して周術期心筋梗塞を減少させるというエビデンスはない。

疼痛管理は周術期の心筋虚血や心筋梗塞を予防する観点から重要である．腹部大動脈瘤の開腹手術と大腿骨頸部骨折の手術においては，硬膜外麻酔の使用が周術期心筋梗塞の発症率を減少させるため，推奨される．ただし，実臨床ではこれらの手術を受ける患者は抗血小板薬や抗凝固薬を内服している場合も多く，その際には硬膜外血腫のリスクを考慮した麻酔方法の選択が必要と考えられる．

1）Roshanov PS, Rochwerg B, Patel A, et al. Withholding versus continuing angiotensin-converting enzyme inhibitors or angiotensin II receptor blockers before noncardiac surgery：An analysis of the vascular events in noncardiac surgery patients cohort evaluation prospective cohort. Anesthesiology 2017；126（1）：16-27.

2 術前内服薬について

井上 聡己

Q1 アンギオテンシン変換酵素阻害薬（ACEI），アンギオテンシンⅡ受容体拮抗薬（ARB）は術当日続けるべきか？

観察研究

Withholding versus Continuing Angiotensin-converting Enzyme Inhibitors or Angiotensin Ⅱ Receptor Blockers before Noncardiac Surgery：An Analysis of the Vascular events In noncardiac Surgery patIents cOhort evaluatioN Prospective Cohort.

Roshanov PS, Rochwerg B, Patel A, et al.
Anesthesiology 2017；126（1）：16-27.

目的

現行のAmerican College of CardiologyとAmerican Heart Associationのガイドラインでは ACEI と ARB は非心臓手術の術当日も続けることが推奨されている。しかし，多くの麻酔科医は術中の低血圧を避けるために ACEI と ARB の手術当日の服用は控えさせるようにしている。この服薬差し控えが患者の心血管系イベントに対するアウトカムは不明である。今研究の第一の目的は術当日の ACEI，ARB 服用差し控えが 30 日後の死亡，心筋障害（myocardial injury after noncardiac surgery：MINS），脳卒中のリスクを下げているか検討することであり，第二の目的は術当日の服用差し控えと周術期の低血圧の関係，および周術期の低血圧と 30 日後の死亡，MINS，脳卒中のリスクとの関係を検討することである。

方法

この研究は Vascular events In noncardiac Surgery patIents cOhort evaluatioN（VISION）study からのサンプルで解析された研究である。45 歳以上で ACEI，ARB 服用者 4,802 人を含む 14,687 人の非心臓手術を受ける入院患者が対象となった。入院中に定められたタイムポイントで臨床評価し，心筋トロポニン（cardiac troponin T：cTnT）を測定。アウトカムイベントが発生すれば記録した。MINS の定義はピークの cTnT が 0.03 ng/mL 以上とした。脳卒中の定義は新たに発生し 24 時間以上続く血管起源の巣症状とした。周術期の低血圧とは術中，術後 3 日間に 90 mmHg 以下で輸液負荷，昇圧薬，強心薬，輸血，大動脈バルーンパンピングを必要とした場合とした。プライマリーアウトカムとして術当日の ACEI，ARB 服用差し控えによる 30 日後の死亡，MINS，脳卒中に関してはポアソン回帰分析を用い調整リスク比を計算した。データのクラスター化に関してはロバスト分散推定にて対応した。連続変数には制限付きスプライン関数を使用した。またセカンダリーアウトカムとして術当日の ACEI，ARB 服用差し控えによる術中術後の低血圧発生との関係と，術中術後の低血圧発生と 30 日後の死亡，MINS，脳卒中のリスクとの関係をポアソン回帰分析を用い検討した。術前投薬状態，周術期の血圧，cTnT の測定が欠損している場合は除外したが，その他の欠損に関しては補完法を用いて欠損値のデータを代入し使用した。

表1 ACEI，ARB 服用差し控えの服用に対するアウトカム発生の調整リスク比および周術期の低血圧曝露のアウトカム発生への調整リスク比

介入	アウトカム	服用　差し控え vs 服用	調整危険率，p 値
ACEI/ARB	死亡，MINS，脳卒中	150/1245（12.0%） vs. 459/3557（12.9%）	0.82（0.70-0.96），0.01
	死亡	25/1245（2.0%） vs. 74/3557（2.1%）	0.69（0.39-1.24），0.21
	MINS	132/1245（10.6%） vs. 399/3541（11.3%）	0.84（0.70-0.998），0.048
	脳卒中	8/1245（0.6%） vs. 26/3557（0.7%）	0.81（0.30-2.2），0.68
	術中低血圧	290/1245（23.3%） vs. 1017/3557（28.6%）	0.80（0.73-0.88），<0.001
	術後低血圧	242/1245（19.4%） vs. 719/3557（20.2%）	0.92（0.77-1.10），0.36

イベント	アウトカム	低血圧　曝露 vs 非曝露	調整危険率，p 値
術中低血圧	死亡，MINS，脳卒中	464/4162（11.1%） vs. 945/10525（9.0%）	1.11（0.98-1.25），0.09
	死亡	133/4162（3.2%） vs. 169/10525（1.6%）	1.41（1.07-1.86），0.02
	MINS	353/4138（8.5%） vs. 807/10496（7.7%）	1.04（0.90-1.20），0.58
	脳卒中	32/4162（0.8%） vs. 58/10525（0.6%）	1.14（0.85-1.54），0.37
	術後低血圧	1133/4162（27.2%） vs. 1595/10525（15.2%）	1.65（1.48-1.84），<0.001
術後低血圧	死亡，MINS，脳卒中	439/2728（16.1%） vs. 970/11959（8.1%）	1.68（1.53-1.85），<0.001
	死亡	125/2728（4.6%） vs. 177/11959（1.5%）	2.20（1.90-2.54），<0.001
	MINS	346/2703（12.8%） vs. 814/11931（6.8%）	1.63（1.44-1.84），<0.001
	脳卒中	24/2728（0.9%） vs. 66/11959（0.6%）	1.73（0.67-4.51），0.26

結果

ACEI，ARB を術当日も服用した患者に比べ，術当日服用を控えた患者は30日後の死亡，MINS，脳卒中の発生率は有意に低かった。また，術中低血圧の発生も低かった。術後低血圧に関しては差がなかった。また，術中低血圧は30日後の死亡，MINS，脳卒中の発生率の総和には関与しなかったが死亡を有意に上昇させた。術中低血圧は術後低血圧も増加させた。術後低血圧は30日後の死亡，MINS，脳卒中の発生率を有意に上昇させた（表1）。

考察

ACEI，ARB の術当日服用差し控えは30日後の死亡，血管イベント，術中低血圧の発生を低下させた。現行のガイドラインは少規模の RCT と後ろ向き研究の結果から術当日服用差し控えと服用でアウトカムに有意な差がないことに基づいている。また，過去の大人数のプロペンシティスコ

ア法を用いた18,000人規模の報告もハードアウトカムに差がないと報告しているが，"healthy user"バイアスの問題があった．今回の研究は服用中断と服用継続の影響を見たものである．また今回の研究は大規模で多施設多国間で前向きにデータを集めフォローアップも最大限に行ったことに強みがある．心筋障害発生評価に関してもcTnTを経時的に測定していることも強みである．しかしながら観察研究のため交絡因子を完全に除去できなかったこと，低血圧の定義に低血圧の持続時間を考慮しなかったことなどがあげられる．

結語

今回の国際的なコホート研究では手術当日のACEI，ARB服用差し控えが術後死亡，心筋障害，脳卒中のリスクを低下させることが示唆された．今後，大規模のRCTで確認する必要がある．

Editorial comments

2014年に現行のガイドラインでACEI，ARBの手術当日の服用継続がclass IIaで推奨されている．しかしながらこの推奨に賛同しなかった麻酔科医は日本においても多かったはずである．実際多くの麻酔科医が術中の治療抵抗性の低血圧に悩まされた経験があると思われる．この疑問に答えたこの論文の意義は大きい．しかしながら一つ釈然としないものがある．ACEI，ARB服用差し控えはプライマリーアウトカムのリスクを軽減し術中低血圧のリスクも低下させる．しかし術中低血圧はプライマリーアウトカムと関連していない．術後低血圧はプライマリーアウトカムと関連するがACEI，ARB服用差し控えには関連しない．このあたりの不可解な関係は交絡因子によるものと思われるが，やはり決着をつけるにはRCTを待つしかないと思われる．次回のガイドラインではRCTが出ない限り判断は保留されるかもしれない．

Q2 シルデナフィル内服中の患者で麻酔管理における問題点は何か？

総説

Viagra, surgery and anesthesia: A dangerous cocktail with a risk of blindness.
Fodale V, Di Pietro R, Santamaria S.
Med Hypotheses. 2007;68(4):880-2.

背景

「バイアグラ®」という商品名で知られるシルデナフィルは勃起不全治療薬として世界中で処方されて以来，視覚障害の副作用が報告されている．非動脈性前部虚血性視神経症（NAION）や視神経乳頭梗塞が生じると報告されているが，その発症はしばしば突然で非可逆性であり，有効な予防法もないとされる．疫学的な試算によると8,893人の服用者に1人の割合で生じているという．

臨床的知見

視覚障害の機序についてはよくわかっていないが，NOを介した視神経乳頭に対する血流の変化が要因と考えられている．また網膜視細胞にあるPDE6も阻害する可能性があり，青みがかかって見えたり，ぼやけたように見えるといった視覚異常が生じるとされる．しかしながら，こういった

合併症を危惧する報告はあるがシルデナフィル関連 NAION の直接的な関係はなかなか証明しにくい。対象の多くは NAION 発症の因子，つまり血管系の危険因子を持っているからである。心血管系の危険因子を有する場合はシルデナフィルと NAION には間接的な関連があるといえるのかもしれない。最近では高齢，心血管系病変，陥凹乳頭径比が小さいことがシルデナフィル関連 NAION の危険因子とされるが，まったく血管病変がなくても NAION を生じた症例も少なくないことから結論には至っていない。

外科手術後における視力低下や失明も 0.01-1％と報告されており眼科手術後の発生率よりも高い。術後失明はさまざまな手術で生じリスク因子も心血管病変，糖尿，脂質異常などさまざまである。勃起不全治療薬服用の 50-69 歳男性の 58％がリスク因子を持ち，半数は 65 歳以上であり，何らかの理由で 1，2 回の手術を受けるという現実は非常に重要な事象である。術後の虚血性視神経症の発症機序は不明であるが，視神経および網膜中心動脈の自己調節能が比較的脆弱なことが挙げられる。したがって低血圧，貧血，外科的損傷，出血，ショック，長時間手術などが因子として報告されている。

麻酔も虚血性視神経症に関連しているといわれる。高濃度揮発性麻酔薬暴露において平均体血圧は 4％しか低下させないが眼動脈拡張期血圧を 70％も低下させる。麻酔管理中の二酸化炭素分圧の影響も虚血性視神経症に関連があるとされている。

医学的仮説

シルデナフィル，外科手術，麻酔は潜在的に失明に対して危険な取り合わせである。シルデナフィル服用から失明発症の期間は 24-36 時間と報告されている。したがってそのリスクを減じるために少なくとも術前 1 週間は服用を避けることが必要と考えられる。麻酔科医はこの失明の可能性を認識して周術期のスケジュールを組むべきであろう。

Editorial comments

バイアグラ®（シルデナフィル）と亜硝酸薬の使用により cGMP が増加し NO による血管拡張が増強遷延し低血圧，心筋虚血による突然死が生じることは有名である。しかしながらバイアグラによる失明に関しては添付文書にはあるが麻酔科医にとって実感は少ないのではなかろうか。しかしながら単独での機序は弱いかもしれないが，手術，麻酔といった組み合わせがあると可能性は高くなると思われる。周術期の失明は麻酔科医として解明すべき事象であり，防がねばならない事象である。勃起不全治療薬は広く使われており目にする機会も多いが申告漏れのこともあるので注意が必要である。ちなみに PDE5 阻害薬で勃起不全治療薬として使用されている代表はバイアグラ®（シルデナフィル），レビトラ®（バルデナフィル），シアリス®（タダラフィル）である。

経口FXa阻害薬のリバースはあるか？

無作為化比較試験

Andexanet Alfa for the Reversal of Factor Xa Inhibitor Activity.
Siegal DM, Curnutte JT, Connolly SJ, et al.
N Engl J Med 2015；373（25）：2413-24.

目的

　直接FXa阻害薬は血栓性塞栓予防に使用されている。ビタミンK拮抗薬であるワルファリン以上の安全性を示されているが，それでも年間2.1-3.5％程度の出血性合併症が生じている。それ以外でも，緊急手術時にも出血の危険性がある。FXa阻害薬使用者が増加しておりこれらの問題は今後より顕著化するため，出血時や緊急手術時にFXa阻害作用を特異的に拮抗する薬剤の登場が期待されている。Andexanet Alfa（Andexanet）は遺伝子組み換え薬剤であり，FXaを基に分子設計されておりFXa阻害剤との親和性がFXaより高く，FXa阻害剤に競合して優先的に結合することで拮抗作用を示す。結合率は1：1であり，FXaとしての活性はない。抗原性も確認されていない。消失半減期は約1時間で，ボーラス投与後1-2時間の持続注入を行う。アピキサバン，リバロキサバン，エドキサバン，エノキサパリンの拮抗効果が期待できる。今回の目的は，健康高齢者に対するアピキサバン，リバロキサバンの抗凝固作用に対するAndexanetの拮抗効果と安全性を検討することである。

方法

　対象は50-75歳の健康人145人。アピキサバン：プラセボ＝3：1，リバロキサバン：プラセボ＝2：1に振り分けられた。投与はボーラスのみと，ボーラス＋2時間持続投与の方法をとった。アピキサバン5 mg 2回3.5日間，リバロキサバン20 mg 1回を3日間投与し4日目にアピキサバンではAndexanet 400 mgボーラス，ボーラス＋4 mg/分120分，リバロキサバンでは800 mgボーラス，ボーラス＋8 mg/分120分，またはそれに対するプラセボを投与した。抗FXa活性，トロンビン産生，非結合FXa阻害剤濃度を測定した。

結果

　Andexanet投与で2-5分の間に抗FXa活性は94％低下しプラセボでは21％低下した。非結合アピキサバンは9.3 ng/mL低下した（プラセボでは1.9 ng/mL）。トロンビン産生は100％回復した（プラセボでは11％）。リバロキサバンではFXa活性は92％低下しプラセボでは18％低下した。非結合リバロキサバンは23.4 ng/mL低下した（プラセボでは4.2 ng/mLのみ低下）。トロンビン産生は96％回復した（プラセボでは7％のみ回復）。この効果はボーラス後徐々に消失したが持続投与の場合効果は保たれた。安全性に関して24-72時間にD-ダイマーとプロトロンビンフラグメントのわずかな上昇がみられたが，重篤な副作用や血栓性イベントは生じなかった。Andexanet単回投与において抗体産生はほとんど生じないといってよいレベルであった。

考察

　Andexanetはアピキサバン，リバロキサバンの抗凝固作用を安全性をもって拮抗することができた。2-5分で拮抗でき持続投与している間は効果を維持でき，投与の中止で1-3時間後にはプラセボレベルに回復する。今回の研究の強みはランダム化した二重盲検法でFXa阻害薬の対象とな

る年齢層を対象とし，アウトカムに信頼性のある抗 FXa 活性，トロンビン産生，非結合 FXa 阻害剤濃度を測定したことである。しかしながら実際の FXa 阻害薬使用者で出血や緊急手術の際にリバースとしての Andexanet の効果安全性を示せていないのは問題である。実際には出血の影響だけでなく患者の基礎疾患なども考慮し，さらに Andexanet 投与による合併症（血栓症）などを考慮しなくてはいけないであろう。また，FXa 阻害薬による出血をどれだけの程度期間リバースしていれば良いか不明であるが動物実験によると出血状態から 10-15 分程度の拮抗時間で止血効果が明らかになるという。

結語

高齢健康人において Andexanet はアピキサバン，リバロキサバンの抗凝固作用を投与後数分でリバースし持続投与中効果を維持した。安全性に特に問題はなかった。効果発現が非常に速く，効果消失が比較的早いのも特徴である。

Editorial comments

トロンビン阻害薬であるダビガトランの中和剤（イダルシズマブ）が臨床利用可能になり安全性は高まってはいるがいまだ FXa 阻害薬の中和剤は臨床には登場していない。今回，Andexanet が臨床使用直前まで来ているのは朗報である。現在 FXa 阻害薬服用中の急性出血性副作用に対する Andexanet の効果を確認する治験（第Ⅲb 相）が進行中でありその結果が待たれるところである。

3 薬理

1 吸入麻酔薬の心筋への作用

曽我 朋宏・川人 伸次

Q4 デスフルランの心筋への作用は他の吸入麻酔薬と差はあるか？

基礎研究

Cyclophilin D Modulates the Cardiac Mitochondrial Target of Isoflurane, Sevoflurane, and Desflurane.

Harisseh R, Chiari P, Villedieu C, et al.
J Cardiovasc Pharmacol 2017；69（5）：326-34.

目的

吸入麻酔薬は心筋の虚血再灌流障害を減弱させるといわれている．ミトコンドリアは心筋保護効果の主要効果器であり，cyclophilin D（CypD）はミトコンドリア誘発性細胞死の主要調節因子の一つである．3種類の吸入麻酔薬（イソフルラン，セボフルラン，デスフルラン）の心筋保護効果のメカニズムにおける CypD の役割を調べた．

方法

野生型（WT）マウスと CypD ノックアウト（CypD-KO）マウスを使用して，それぞれ4群（コントロールと各吸入麻酔薬）に分けて，ミトコンドリア活性を調べた．単離心筋細胞ミトコンドリアを in vitro で通常状態と虚血再灌流後状態において各吸入麻酔薬（0.5 mM）を曝露し，酸化的リン酸化，ミトコンドリア膜電位，過酸化水素（hydrogen peroxide：H_2O_2）産生を調べた．H_2O_2 はミトコンドリアで産生された活性酸素（reactive oxygen species：ROS）の指標とした．

結果

すべての吸入麻酔薬は，WT と CypD-KO 両方のミトコンドリア呼吸鎖の complex I，state 3 を抑制し，膜電位を低下させ，アデノシン二リン酸（adenosine diphosphate）消費時間を増加させた．しかしながら，各吸入麻酔薬のコハク酸塩による刺激後の H_2O_2 産生に及ぼす作用は異なっていた．CypD 非存在下では，H_2O_2 産生量は減少した．イソフルランは WT マウスでは H_2O_2 レベルを低下させたが，CypD-KO マウスでは低下させなかった．セボフルランは WT マウス，CypD-KO マウスともに低下させた．デスフルランは CypD-KO マウスにおいて H_2O_2 産生を増加させたが WT マウスには影響を及ぼさなかった．

考察

吸入麻酔薬は通常状態においても虚血再灌流状態においてもミトコンドリア機能に影響を及ぼすという過去の研究結果が裏付けられた．Complex I とミトコンドリア膜電位は CypD の有無にかかわらず重要であるが，各吸入麻酔間でミトコンドリア H_2O_2 産生には差があり，そのメカニズムには CypD が深く関与していた．

ミトコンドリア機能不全は，ミトコンドリア膜透過性遷移孔（mitochondrial permeability

transition pore：mPTP）というメガチャネルの開口が契機となるといわれている。mPTPの開口により，ミトコンドリアの腫脹と破裂によるミトコンドリア膜電位の突然の低下が起こる。CypDはmPTPの主要構成蛋白のひとつである。

デスフルランはミトコンドリアのcomplex IによるH_2O_2産生に対するCypDの制御効果を補正するように作用した。ROS産生の分子学的ターゲットは，各吸入麻酔薬で異なる可能性がある。

結論

この研究により，3種類の吸入麻酔薬（イソフルラン，セボフルラン，デスフルラン）のミトコンドリア機能に及ぼす影響は異なること，そしてアデノシン二リン酸消費とcomplex 1誘導ROS産生の制御にCypDの役割が大きいことがわかった。

Editorial comments

吸入麻酔薬の心保護作用はかなり以前から研究されているが，イソフルランの冠盗血現象や吸入麻酔薬の直接心抑制作用などによりあまり注目されていなかった。1986年にMarryらは，先行する短時間の虚血により心筋はそれに続く長時間の虚血に耐性を示し梗塞サイズを縮小することを報告し，この現象は虚血プレコンディショニング（ischemic preconditioning：IPC）と呼ばれた。1997年にはKerstenらがイソフルランにIPCと類似した作用があることを報告し，麻酔薬プレコンディショニング（anesthetic preconditioning：APC）として麻酔科領域で大きな関心を呼んだ。

その後，セボフルランやデスフルランにも同様のプレコンディショニング作用があることが報告され，作用発現機序の解明も進められた。IPCの作用機序としては，発現するトリガー，細胞内伝達機構，最終的な保護効果発現機構などのプロセスが複雑に絡み合ったシグナル伝達機構により，虚血耐性を獲得すると考えられている。APCにおける細胞内情報伝達機構はIPCのそれときわめて類似していることが示されており，現在，アデノシンA_1受容体，プロテインキナーゼC（PKC），G蛋白質，ROS，ミトコンドリアおよび細胞膜KATPチャネルなどがAPCの細胞内伝達に関与していることが明らかとなっている（図1）。

近年では，プレコンディショニング作用のシグナル伝達経路の下流に関する研究が多く行われ，ミトコンドリアのmPTP開口を阻害することによるミトコンドリア機能保持が重要であるとされている。mPTPは，ミトコンドリア内膜に存在する大きなコンダクタンスを持つ非特異的なporeであり，虚血再灌流において細胞死を決定する根本的な役割を果たしている。

著者（Harissh）らは，吸入麻酔薬のプレコンディショニングを介する心筋保護効果におけるCypDの重要性とCypDの薬理学的阻害（cyclosporine A）による心筋保護作用の可能性をこれまでも重ねて報告している。ミトコンドリアのcomplex Iの抑制はmPTP開口に影響を及ぼし，CypDを介する心筋保護作用を修飾する。本研究は，心筋ミトコンドリア呼吸鎖活性のCypDに対する3種類の吸入麻酔薬の関与を，同じ条件下で同時に検討している点が新しい。

APCの作用機序は複雑で，まだすべて解明されたわけではない。各吸入麻酔薬の心保護作用に関して，主なターゲット・作用機序・効果器等は若干の相違があるが，総合的な作用には差は少ないように思われる。それよりも，基礎研究においては明確な心保護効果が観察され作用機序に関しても解明が進んでいるにもかかわらず，臨床研究において明確な心保護効果は示されていないのが気になる。麻酔薬によるプレコンディショニング作用は加齢や糖尿病で減弱することが知られてお

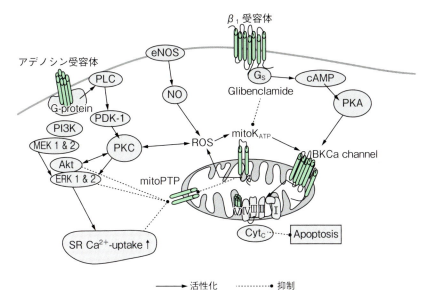

図1 虚血および麻酔薬プレコンディショニング作用のシグナル伝達経路

Akt=protein kinase B；BKCa channel=large conductance Ca^{2+}-sensitive K^+ channel；Cyt=cytochrome C；I, II, III, IV, V=mitochondrial respiratory chain；cAMP=cyclic adenosine monophosphate；eNOS=endothelial nitric oxide synthetase；ERK1=extracellular regulated kinase 1；GS=stimulatory G-protein；$mitoK_{ATP}$ channels=mitochondrial adenosine triphosphate sensitive potassium channels；mitoPTP=mitochondrial permeability transition pore；NO=nitric oxide；PDK-1=3-phosphoinositide-dependent kinase 1；PI3K=phosphoinositide 3-kinases；PKA=protein kinase A；PKC=protein kinase C；PLC=phospholipase C；SR=sarcoplasmatic reticulum；MEK 1=mitogen-activated protein kinase 1.

り，併用薬の影響や患者背景・合併疾患等により心筋保護効果が減弱されることが一因かもしれない。臨床においては複数の心筋保護戦略を組み合わせることが有効だと考えられる。

　近年の吸入麻酔薬による心機能保護の動向は，詳細な総説[1]も発表されているので，参考にしていただきたい。

1) Lemoine S, Tritapepe L, Hanouz JL, et al. The mechanisms of cardio-protective effects of desflurane and sevoflurane at the time of reperfusion：anaesthesic post-conditioning potentially translatable to humans？Br J Anaesth 2016；116：456-75.

2 静脈麻酔薬の心臓への影響，薬理作用について

池崎 弘之・中里 桂子

Q5 レミフェンタニルの心保護作用とは？

総説

Remifentanil and opioid-induced cardioprotection.
Irwin MG, Wong GT.
Cardiothorac Vasc Anesth 2015；29 Suppl 1：S23-6.

緒言

　心臓外科手術においては心筋の虚血，再灌流障害を来し，周術期の心筋障害，不整脈，心不全につながることが少なくない。周術期の心筋障害，外科的ストレス，血栓形成傾向，心筋酸素消費/需要バランスの悪化もこれらを助長する。1986年，Murryらの「程度の軽い心筋虚血が次に起きる致命的心筋虚血と再灌流障害を軽減する」という報告がなされ，この概念はischemic preconditioning（以下IP）と呼ばれるようになった。また致死的心筋虚血後に軽い虚血を起こすことにより，心保護作用を示すことも知られこれはischemic postconditioningと呼ばれる。

オピオイド受容体と心保護

　比較的早期からIPにオピオイド受容体が関与していることは指摘されてきた。冬眠動物における冬眠は代謝を抑え臓器保護を行うが，冬眠にはオピオイド受容体が関与していることが知られている。冬眠中の動物は体温，呼吸数，心拍数，代謝率を下げるが，これらの現象はオピオイド拮抗剤で拮抗される。δオピオイド作用薬は冬眠を誘発し，そのアゴニストであるエンケファリンは夏のリスを冬眠に導き，また臓器移植において摘出された肺や心臓の保護作用を増強する。さらに，いわゆるremote IP（カフ加圧による腕などの虚血が，違う臓器に対してIPを行うこと）もオピオイド受容体の関与が示されている。またラットにおける研究では心臓再灌流障害前の運動はIP作用を持つが，麻薬拮抗薬はこれを阻害する。くも膜下腔に投与されたモルヒネはIPを発揮する。これにはアデノシンの関与がうたわれている。このように麻薬は心筋に対してIPの発現に関与，もしくはIPと類似した心筋保護作用を持っていると考えられる。

麻薬の心筋護作用のメカニズム

　今までの知見では麻薬の心筋保護作用は主に心臓にあるδオピオイド受容体（delta opioid receptor：DOR），κオピオイド受容体（kappa opioid receptor：KOR）を介して発現すると考えられている。DOR，KORはprotein kinase C（PKC）を活性化する。活性化されたPKCは心筋ミトコンドリア，ならびに心筋細胞膜のATP感受性Kチャンネルを開いた状態とする。これによりミトコンドリア内，細胞質内のCaの過負荷を防ぎ，細胞は保護される。さらなる研究が現在進行形であるが，さまざまな細胞内pathwayが関与しているようである。

　麻薬の心筋保護作用は初期にはDOR続いてKORの関与が示されてきた。μレセプター（mu opioid receptor：MOR）の心筋における存在は，いまのところ確定的ではなさそうである。しか

し，臨床的に多用されるモルヒネはμアゴニストであるものの心保護作用を有することが示されている。モルヒネの心保護作用は MOR の KOR，DOR を介した作用，もしくは MOR と DOR との cross talk であろうと推測されている〔cross talk とは G 蛋白質共役受容体，protein kinase C が活性化されることによって，その末梢のカスケードが活性化されて起こる一連の事象をいい，opioid 受容体はすべて G 蛋白質共役受容体を刺激して作用する（著明注釈）〕。MOR，DOR を刺激するには比較的多量のモルヒネを必要とするが，臨床での大量モルヒネ投与は呼吸抑制，過鎮静などの副作用が問題となってくる。

レミフェンタニルと心保護作用

レミフェンタニルはアニリドピペリジン誘導体オピオイドであり，薬学的には他のオピオイドと類似するが，その最大の特徴は術中，持続投与することである。レミフェンタニルの pKa は生理的な pH よりも低く，体内ではその多くが非イオン型で存在し容易に血液-脳脊髄関門を通過する。レミフェンタニルは血中エステラーゼで代謝されるため腎機能，肝機能，年齢による影響を受けにくく，context-sensitive half-time（投与終了後血中濃度が半減するまでの時間）が長時間投与後でも 3.2 分と短い。レミフェンタニルは強い鎮痛作用をもつ一方で，意識消失作用はさほど強くはない。レミフェンタニルは前投与により心筋梗塞のサイズを減少することが示され，心筋に対する IP 作用をもつ。心筋虚血前の MOR，KOR，DOR 拮抗剤はすべてオピオイドの心筋に対する IP 作用を抑制する。MOR は心筋での存在が確認されていないにもかかわらず，である。すなわち，MOR 刺激は心筋以外で心保護作用を発揮している可能性がある。レミフェンタニルは心筋での抗酸化作用，抗ニトロソ化ストレス作用を発現している可能性がある。臨床的にはレミフェンタニルの心保護作用は心筋由来の逸脱酵素を測定することで研究されてきた。これらによるとレミフェンタニルの心保護作用は，容量依存性のようである。また作用発現の域値もあるようである。心臓外科手術においてレミフェンタニルが他の麻酔に比べ血中心筋トロポニン値の上昇を抑え，強い心保護作用を認めた報告があるが，これはレミフェンタニルのオピオイド受容体への結合能力が高いことが原因かもしれない。ただしこれまでの基礎研究を臨床事象と結び付けるのは難しい。臨床では心臓外科周術期の患者はスタチン系薬剤，ニトロ製剤，NSAIDs など心保護をうたわれている薬剤を投与されていることが多く，また高齢者，糖尿病患者など薬の代謝に変化を来す患者も多いからである。いずれにせよレミフェンタニルの臨床的心保護作用の完全な解明には今後の研究をまたなければならない。心臓外科手術のメタ解析において吸入麻酔薬と完全静脈麻酔での比較では，吸入麻酔群での死亡率が低いとする報告が多い。しかし完全静脈麻酔ではプロポフォールの影響が強く，麻薬のみの影響までは結論づけられていない。また，吸入麻酔の優位性も否定的な報告もあり，心臓以外では術後の脳高次機能について麻薬による麻酔法が優れているとの報告もあり，臨床では結論付けるのは尚早かもしれない。レミフェンタニルは交感神経を抑制し，心拍数を減少させるが心筋においては自動能，陽性変力作用は抑制しない。レミフェンタニルは交感神経刺激による急激なカテコラミン上昇に対し心筋の酸素需給バランスを改善，冠動脈内皮細胞を血液によるせん断応力，乱流から保護する。

レミフェンタニルと他の臓器保護作用

心臓手術における虚血再灌流障害は心臓に限ったことではない。Remote preconditioning は，脳，腎臓，肝臓，腸でもその効果が期待される。レミフェンタニルが肝臓，腸への再灌流障害を抑制するとした報告もある。これらは誘導型一酸化窒素合成酵素を介して活性酸素，炎症反応を抑制することによる可能性が高い。

結語

麻薬は伝統的に鎮痛薬として用いられてきており，心臓をはじめとする臓器保護作用が明らかになりつつある。レミフェンタニルは心臓疾患をもつ患者，虚血再灌流障害の可能性のある患者の臨床使用に適している。

Editorial comments

心臓麻酔領域において麻酔方法の選択は各施設，個人により異なるであろう。著者の知る限り，人工心肺中に気化器を回路に組み込み揮発性麻酔薬を使用している施設は数少ないと思われ，したがって多くの施設では少なからず人工心肺中には静脈麻酔を使用しているものと思われる。今回は，レミフェンタニルの心臓手術における特徴について取り上げた。最近の研究では心筋にMORの存在を認めたとする報告もあり，麻薬のMORを介した心保護作用のメカニズムはさらなる研究を待つべきである。最近の心臓外科手術の報告では，吸入麻酔薬と完全静脈麻酔での比較で人工心肺の有無にかかわらず吸入麻酔を用いた群で患者予後が良く，合併症も少ないと報告するものも多くあるが，因子として吸入麻酔 vs. 麻薬というよりは吸入麻酔 vs. プロポフォールの比較となっている。吸入麻酔が強いpreconditionig作用を有し，心筋保護作用に優れているとする報告は多く，おそらくこれはわれわれが日々の麻酔で吸入麻酔を使用する大きな理由となろう。しかし実際の臨床の場では吸入麻酔薬と麻薬を併用することも多いと思われ，麻薬単独の因子が心臓外科手術に及ぼす影響を断定的に結論づけるまでには至っていない。レミフェンタニルやフェンタニルは術中の交感神経の過度の緊張をブロックし，心拍数も減少させる特性をもつ。これはオフポンプバイパスなどでは外科手技的にも利点となろう。心臓外科手術において心臓麻酔という行為が，患者の予後に影響を与えるとすれば，それはただ麻酔法の選択だけでなく，麻酔導入から始まり，麻酔科医の行う術中判断，輸液，強心剤，血管拡張剤の使用量，使用時期などなど多くの因子が関わると考えられる。やはり肝要なのは，麻酔薬の特性を知り，個々の症例に適した麻酔を実践することではないだろうか。

Q6 心臓外科術後せん妄はデキサメデトミジンとプロポフォールのどちらが少ないのか？

前向き無作為化比較試験

Dexmedetomidine versus Propofol Sedation Reduces Delirium after Cardiac Surgery：A Randomized Controlled Trial.
Djaiani G, Silverton N, Fedorko L, et al.
Anesthesiology 2016；124（2）：362-8.

緒言

せん妄は急性の脳の機能不全であり，意識，注意力，認識力，知覚力の変化を来す。心臓外科術後せん妄（post operative delirium：POD）発生率は20-50％といわれており，高齢者ではそのリスクが高い。せん妄は患者のみならず，その家族にも苦痛であり，死亡率，入院期間，医療費にも影響する。PODの発生因子，その医療における影響力は明らかになりつつあるものの，PODの

予防法においてはいまだ確立していない。ミダゾラムに比べデクスメデトミジン（DEX）が重症患者のせん妄発生率を軽減したとするメタ解析も多い。また pain, agitation, and delirium guideline（PADガイドライン）でもミダゾラムよりもDEXやプロポフォールは人工呼吸時間，ICU滞在時間を減少させる理由からその使用が推奨されている。しかし最近のCochraneレビューでDEXのせん妄に対する有用性を示した報告に対する研究方法の不完全性が指摘された。そこで筆者らのグループは心臓外科術後患者のせん妄に対するランダム化比較検討を行った。

対象と方法

トロント大学（オンタリオ，カナダ）の倫理委員会の承認を得て，2011年8月から2014年8月までに，トロント大学で施行された人工心肺を用いた予定手術のうち60歳以上の複合心臓手術，70歳以上の冠動脈バイパス術，単弁手術を対象に，前向き，無作為，一重盲検法の研究を施行した。複合心臓手術とは冠動脈バイパス＋弁手術，複数弁手術，再手術，循環停止手術と定義した。術前から精神疾患，せん妄，うつ病を有する患者は除外された。

麻酔方法と人工心肺

1-2 mgの経口ロラゼパムの前投薬を必要に応じて投与し，術中のミダゾラム投与は最大 0.05 mg/kg までとした。麻酔導入はフェンタニル 10-12 μg/kg，プロポフォール 0.5-2.0 mg/kg，パンクロニウム 0.15 mg/kg で行い，維持は 0.5-2.0％のイソフルランにて行った。術中心拍数，血圧はベースラインから±25％に管理した。人工心肺はα-statにて管理され，灌流圧は 60-80 mmHg，流量は 2.0-2.4 L/min/m^2 とした。心筋保護は順行性とし，適宜逆行性心筋保護を使用した。復温は 36-37℃ となるよう行った。

患者割り当て

患者は封筒法にて無作為にDEX群とプロポフォール（prop）群に割り当てられた。DEX群ではICU入室後，DEXが 0.4 μg/kg が単回投与され 0.2-0.7 μg/kg/h で持続投与された。患者の血行動態が安定していなかった場合には単回投与はされなかった。DEXは最長24時間投与され，気管内チューブ抜管まで継続された。DEX群でも24時間を超えて人工呼吸の必要であった患者はpropの持続投与を開始した。Prop群では抜管の準備がされる前までに 25-50 μg/kg/min で持続投与された。両群で鎮静レベルは SAS（sedation agitation score）で4点（穏やか，協調的）とし，4時間おきにレベル確認が行われた。鎮痛は visual analog scale にて評価し4点以上の場合にはモルヒネ 2 mg 静注，ヒドロモルフォン 0.2-0.4 mg 静注もしくは 2-4 mg 経口投与がなされた。加えて適宜，50-100 mg のインドメサシン，325-650 mg のアセトアミノフェン内服も行われた。

研究エンドポイント

せん妄評価は CAM-ICU〔confusion assessment method（CAM）for ICU〕にて行い，ICUでは12時間ごとに評価した。ICUから外科病棟に転出されてからはCAMにて評価し，術後5日まで評価した。患者はCAMスコアがマイナスとなるまでせん妄状態と評価された。せん妄患者に対しては静注ハロペリドールが 1-5 mg，30-60分ごと投与され，必要に応じて他の向精神薬も投与された。せん妄発生率，発症時間，せん妄持続時間も評価した。

症例数と統計処理

今回，有意水準 0.05，検出力 0.8 とし，各群90症例のデータを収集した。Student's t test, Mann-Whitney U test, chi-square test を用いて $p<0.05$ にて有意差ありとした。

結果

　研究対象の185人のうち183人のデータが用いられた。1人は術中死亡，1人は術中判断でオフポンプ冠動脈バイパス術となった。DEX群が91人，prop群が92人であった。DEX群で16人（17.5％，95% CI, 9.7-25.3％），prop群で29人（31.5％，95% CI, 22.0-41.0％）がPODとなった（odd ratio, 0.46；95%CI, 0.23-0.92；p＝0.028）。DEX群ではせん妄発症時間の中央値が遅く（DEX群2日，prop群1日），またせん妄継続時間の中央値も短かった（DEX群2日間，prop群3日間）。平均人工呼吸時間はDEX群で短かった（DEX群5.5時間，prop群7.6時間）。DEX群で3人が，prop群で6人が24時間以上の人工呼吸を必要とした。このうちDEX群では0人，prop群では3人がPODとなった。合併症発生率，血管作動薬必要量，ICU，院内滞在日数には差はなかった。両群においてPODとなった患者はいずれも高齢，手術時間が長く，院内滞在時間が長かった。またDEX群にて11人，prop群で25人がICUでPODを発症した。DEX群，prop群で平均ICUコストはそれぞれ41,250，110,000カナダドルであった。

考察

　今回の研究はRCTの中で，DEXがpropに比べ高齢者の心臓外科PODを軽減すると示した最大症例数のものである。DEXはPODの発生率，発生までに時間，持続時間をいずれも軽減した。また医療コストも軽減し，これはPODを軽減したことによる。最近の報告でもDEXはpropを用いた場合に比べ1人当たり2,613米ドルのコスト削減となっている。この事実は医療費の削減が必要となる昨今，重要なものである。術後の鎮静は催眠と鎮痛のバランスを追及していくものである。中には心臓外科術後の鎮静を必要とせず，すぐに抜管される症例もあるが，ハイリスク症例では術後の人工呼吸は必須である。いままで十数年propが術後鎮静に使用されてきたが，DEXは今後魅力的な代替え薬となりうる。DEXは他の薬と違い呼吸抑制を起こさず，鎮静，抗不安，鎮痛効果を発揮する。またDEXは重症患者で睡眠の質をも改善しノンレム睡眠パターンに似た睡眠を提供することが報告されている。$α_2$受容体作動薬であるDEXは鎮痛において麻薬必要量を減少させること，抗コリン作用が少ないこと，人工心肺に対する抗炎症作用を併せ持つことが知られている。これらのことがPOD軽減につながっている可能性が大である。DEXが心臓外科手術患者の死亡率を低下させたとする報告もあるが，驚きには値しない。今回の研究の限界としてDEXとpropの二重盲検法がなされなかったことが挙げられる。しかし検者はこの研究を知らされておらず，CAM-ICU，CAMという客観性が確立された評価が施行された。第二の限界はDEXが最長24時間に限られ，その後はpropに代替えされたことである。しかしながらDEX群でPODの発生時刻が遅かったのはDEXの効果によると考えられる。

結語

　高齢患者の心臓外科術後においてDEXの使用は術後せん妄の発生時間を遅らせ，発生率，その継続時間を減少させた。

Editorial comments

　心臓外科術後のICU管理でまず行うこと。それは患者の血行動態の安定を図りながら，同時に患者の苦痛を和らげ早期に人工呼吸を終了することではないだろうか。このように書くと，それぞれが背反しているようにも思える。一昔前なら心臓外科術後は少なくとも，深く鎮静を行い一晩は人

工呼吸を続けたものであった．しかし，近年のfast track cardiac surgeryの流れで術直後，もしくは数時間で人工呼吸を終了している施設が多いと思われる．心臓麻酔の方法も多岐にわたり一概にはいえないが，一般的には術後の覚醒を待ちながら，鎮痛，鎮静を継続し，覚醒後に自発呼吸が十分であることを確認して抜管を行うわけである．この覚醒，抜管するまでにいかに患者を苦しませないかがポイントであり，痛がる患者は血圧も上昇し，また体動もあり，これらは時に術後出血を合併する．DEXは鎮静薬でありながら，覚醒を見込んで使用する薬物であると思われる．今回の研究でも24時間経過した症例ではpropが使用された．心臓外科術後においてDEXはその特性から，覚醒に向けて非常に適した薬物と考える．

4 モニタリング

1 NIRS

吉谷 健司

Q7 局所脳酸素飽和度（rSO₂）を指標に介入は心臓術後に高次脳機能を改善するのか？

無作為比較試験

Randomized trial of near-infrared spectroscopy for personalized optimization of cerebral tissue oxygenation during cardiac surgery.

Rogers CA, Stoica S, Ellis L, et al.
British J Anaethesia 2017：119（3）：384-93.

目的

人工心肺中に rSO_2 値を基準に脳の酸素化を最適化した治療と輸血を制限した治療を合わせた方針が周術期の脳（術後3カ月までの高次脳機能），心臓，腎臓の合併症を軽減するかを検討する。

方法

イギリスの3施設で群の振り分けはブラインド化してINVOS5100（メドトロニック社，ミネアポリス，ミネソタ州，アメリカ）を用いて，PASPORT試験として実施された。対象は弁置換手術または，冠動脈バイパス手術および弁置換手術を受ける患者で介入群は人工心肺中に rSO_2 は50%以上か，基準値の70%以上を維持するようにプロトコール（図1）に従って介入を行い，ヘマトクリット18%以下で輸血を行うように制限した。主要評価項目は術後3カ月の高次脳機能低下の有無とした。

結果

2009年12月から2014年1月までの期間に弁手術，弁および冠動脈バイパス手術，オンポンプ冠動脈バイパス手術の患者がエントリーされた。アルゴリズムを用いた群は98人，非介入群が106人であった。高次脳機能の3つの主要ドメイン（注意力，言語記憶，協調運動）に関して介入，非介入群で有意差は認めなかった。また，非主要ドメイン（思考，反応動作速度，視覚空間的な巧緻性）に関しても2群間で有意差を認めなかった。唯一，言語の流暢さのみ介入群で機能低下を認めなかった。しかし，中枢神経系のバイオマーカー，腎機能，心筋障害，有害事象，医療についても両群で有意差を認めなかった。

考察

本試験の限界として，ブラインド化が完全になされていないこと（介入群は rSO_2 の維持を伴うため麻酔科には盲検化できない），エントリー期間が長いことを上げている。言語の流暢さは介入群で有意に保たれたが，主要なドメインでないため，高次機能が維持されたとは結論できない。また，高次脳機能に関してはコントロール群とZスコアを用いて行う方法もあるが，今回は実施しなかった。

結論

成人心臓手術では rSO_2 を用いた介入で脳の酸素化を保つ治療法の有用性は見出されなかった。

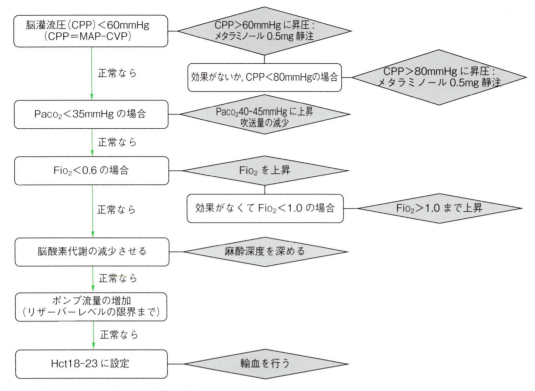

図1　人工心肺中の介入アルゴリズム

rSO_2 が基準値の70％か絶対値が50％を下回った場合，脳灌流圧，$Paco_2$，Fio_2，麻酔深度，灌流量，ヘマトクリットの順に介入していく。

Editorial comments

　近赤外線分光法を用いた rSO_2 は心臓手術では人工心肺の機能不良や脱血管の位置異常などの検知，脳分離体外循環での有用性からよく用いられるようになった。その結果，無作為化されていない観察研究などで高次脳機能障害，脳卒中などとの関連性が幾つかの論文で指摘されてきた。今回の研究は，rSO_2 モニタリングと神経合併症の関係を再評価するというよりは，rSO_2 が低下した際の介入が，予後を改善するかを評価するものであった。ブラインド化されていないなどの無作為化試験としての欠点はあるが，結果的には rSO_2 はさまざまなタイプの脳障害，特に高次脳機能障害などの原因が多岐にわたるものは予防できないことが判明した。結局のところ，rSO_2 をどのような目的で心臓手術に用いるのかということは個々の臨床家の意思によることになる。

先天性心疾患で慢性低酸素症の小児の脳酸素飽和度は正常値を示すのか？

観察研究

Cerebral Oxygen Saturation in Children With Congenital Heart Disease and Chronic Hypoxemia.

Kussman BD, Laussen PC, Benni PB, et al.
Anesth Analg 2017 : 125 (1) : 234-40.

目的

チアノーゼ性心疾患児では神経組織の発達に，低酸素による脳の不十分な酸素化が影響すると言われている。一方で，生体はチアノーゼ性心疾患を合併すると代償的にヘモグロビン濃度（Hb）が上昇することが知られている。その代償機構が脳の酸素需給バランスにどう影響しているかを調べることが本研究の目的である。脳の酸素需給バランスは内頸静脈球部酸素飽和度（Sjb_{O_2}）が gold standard であるが，侵襲が大きいため近赤外線分光法（NIRS）で測定した脳組織酸素飽和度（Sc_{O_2}）が代用できないか注目を集めている。Sc_{O_2} は動脈血酸素飽和度（Sa_{O_2}），Sjb_{O_2}，Hb と相関することが知られているが，これらの要素と脳組織の酸素の需給バランスの指標となる脳酸素抽出量（COE）の相互作用についてはほとんどデータがない。この研究では侵襲性の高い Sjb_{O_2} の代わりに Sc_{O_2} を用いて，COE の近似値としての $\Delta Sa_{O_2}-Sc_{O_2}$ と Sa_{O_2}，Hb との関係および，先天性心疾患の小児の Sc_{O_2} の正常値を検証することを目的とする。

方法

心臓カテーテル検査を行う先天性心疾患児（1 カ月〜18 歳）を対象とした。同時に採血した 2 組の動脈血と内頸静脈球部血を用いて，理論上の脳組織の酸素飽和度の参照値：REF CX＝（0.3×Sa_{O_2}）＋（0.7×Sjb_{O_2}）と Sjb_{O_2} の代わりに Sc_{O_2} を用いた推定脳酸素抽出量としては cerebral oxygen extraction （COE）＝（$\Delta Sa_{O_2}-Sc_{O_2}$），推定酸素抽出率として fraction of oxygen extraction （FOE）＝[$Sa_{O_2}-Sc_{O_2}$]/Sa_{O_2} を算出した。酸素飽和度関連の変数と，Hb の関係はピアソン相関および直線回帰法で調べた。また，チアノーゼ心疾患児（Sa_{O_2}＜90％）と非チアノーゼ性心疾患児（Sa_{O_2}≧90％）においてこれらの変数の比較も行った。

結果

65 人の対象患者のうち 57 名で内頸静脈球部血の採血に成功した。Sc_{O_2} と理論上の Sc_{O_2} の参照値である REF-CX は有意な相関（r＝0.72）を認めた。侵襲性の高い $\Delta Sa_{O_2}-Sjb_{O_2}$ と NIRS を用いた $\Delta Sa_{O_2}-Sc_{O_2}$ と理論的参照値の $\Delta Sa_{O_2}-REF\ CX$ は Hb とは有意な負の相関が認められた。チアノーゼ心疾患児群では Sc_{O_2} は正常範囲内（69.9％±6％）であった。Gold standard としての $\Delta Ca_{O_2}-Cjb_{O_2}$ はチアノーゼ，非チアノーゼ心疾患児間では差はなかったが，簡易式である $\Delta Sa_{O_2}-Sjb_{O_2}$，$\Delta$[$Sa_{O_2}-Sc_{O_2}$]/$Sa_{O_2}$ は 2 群間で差を認めた。

考察

$Ca_{O_2}-Cjb_{O_2}$ が非チアノーゼ疾患，チアノーゼ疾患の 2 群で差がないが，$\Delta Sa_{O_2}-Sjb_{O_2}$，$\Delta$[$Sa_{O_2}-Sc_{O_2}$]/$Sa_{O_2}$ は 2 群間で差を認めたのは Hb が簡易式に含まれていないことに起因する可能性がある。酸素の需給バランスは非チアノーゼ疾患，チアノーゼ疾患の 2 群で差がないが，Sc_{O_2} を用いた評価はやや信頼性に欠ける可能性がある。

結論

慢性的な低酸素症で十分にHbの増加により代償されている患者ではScO₂は正常範囲内であった。ΔSaO₂-ScO₂はHbと負の相関関係があった。Hbの減少によりScO₂が低下した場合は脳障害を起こす可能性がある。

Editorial comments

本研究はチアノーゼ心疾患では動脈血酸素飽和度が90％以下になり，酸素供給が減少するため，酸素抽出率をあげて組織に酸素を供給しているのではないかという仮設を立て，それを侵襲性の低いrSO₂を用いて検討することを試みた研究である。しかしながらgold standardとされるSjbO₂による測定結果は，チアノーゼ性心疾患患者と，非チアノーゼ性心疾患患者では差がなかったが，侵襲性の低いScO₂では差を認めた。rSO₂自体はまだ信頼性に疑問を残す結果となった。

Q9 人工心肺中の脳血流の自動調節能の上限を超えた血圧は術後せん妄と関係するのか？

観察研究

Arterial pressure above the upper cerebral autoregulation limit during cardiopulmonary bypass is associated with postoperative delirium.

Hori D, Brown C, Ono M, et al.
Br J Anaesth 2014；113（6）；1009-17.

目的

人工心肺中に脳灌流圧が脳血流の自動調節能の下限を下回ることは心臓手術の術後の合併症と関連することが報告されている。しかし，単純に血圧を上昇させることは脳血流の自動調節能の上限を超え過灌流の原因になる可能性がある。αstatで人工心肺を維持する場合，平均血圧が40-90 mmHgであれば脳血流の自動調節脳は維持されるとされてきたが，実際の限界点は個人の血圧，降圧薬の服薬などで容易には決めがたい。人工心肺中の過灌流は脳浮腫を引き起こすことは知られているが，比較的軽微な術後の脳機能低下を引き起こす可能性がある。今回脳血流の自動調節能の上限を超える血圧は，中枢神経系合併症の起因となる術後せん妄と関連があるのではないかと仮説を立てた。

方法

人工心肺中の脳血流自動調節能を491人についてcerebral oximetry index（COx）を用いてモニターした。この方法は，局所脳酸素飽和度（rSO₂）の変化と血圧の変化の関係から算出する方法で，血圧が変動してもrSO₂が変動しなければ自動調節能は維持されているという理論に基づいている。COxはrSO₂の低い周波数帯の変化と平均血圧とのピアソンの相関係数によって定義される。血圧が変動してrSO₂も変動すれば相関関係があり相関係数も大きくなる。血圧が変動してもrSO₂が変化しなければ，相関関係が弱くなり相関係数も小さくなる。これまでの研究からCOxが0.3よりも大きければ自動調節能の範囲外と定義されている。実際には10秒間の移動平均フィルタを用いて300秒間の変化を0.1Hzでサンプリングして高周波数成分をカットしている。評

価法としては自動調節能の範囲外になった時間と血圧の曲線下の面積を計算した。せん妄は術後入院期間中に前向きに看護師によって評価された。CAM-ICUスコアなどのツールではなく，看護師がせん妄，興奮，混乱状態，感情の変化などを認めた場合にせん妄ありとした。

結果

自動調節能の評価は491人で可能であり，303人（62％）が上限値を超えていた。上限値の平均は90 mmHg（95％信頼区間：88-91 mmHg）であった。せん妄は45人（9.2％）に見られ，48時間以上の人工呼吸（オッズ比 3.94，95％信頼区間 1.72-9.03），術前からの抗うつ剤の使用（オッズ比 3.0，95％信頼区間 1.29-5.62），脳卒中の既往（オッズ比 2.79，95％信頼区間 1.12-6.96），心不全の既往（オッズ比 2.68，95％信頼区間 1.28-5.62），自動調節能の上限を超えた時間と血圧の面積（オッズ比 1.09，95％信頼区間 1.03-1.15），年齢（オッズ比 1.01，95％信頼区間 1.01-1.07）と有意な関係を認めた。

考察

この研究では，CAM-ICUなどのツールを使ってせん妄を診断していないため，せん妄の発症を過小評価している可能性がある。これまでの研究は，低血圧をせん妄の因子と考えているものがあるが，自動調節能の下限は個人差があるため，正確さに欠ける可能性がある。今回の研究では平均血圧自体はせん妄の発症とは関連がなかった。自動調節能の上限を超えた血圧は過剰な脳血流により塞栓の増加，血管内皮の損傷などから炎症反応を引き起こしている可能性もある。

結論

人工心肺中の自動調節能の上限を超えた平均動脈圧は術後せん妄の危険因子であった。人工心肺中の動脈圧を最適化することはせん妄のリスクを軽減することが判明した。

Editorial comments

COxはrSO$_2$と血圧の変動を捉えたものであるが，もともとは経頭蓋超音波ドップラーによる中大脳血流速度のゆらぎを捉えたMxという概念を応用したものである[1]。rSO$_2$は測定値が安定しているためMxより計測しやすい。一方で，COxはINVOS（Medtronic, Minneapolis, Minnesota, USA）と用いて計測しており，そのrSO$_2$は頭蓋外血流などの10％近い誤差を含んでいる[2]ため解釈には注意が必要である。大まかな傾向は捉えていると思われるが，欠点も把握する必要がある。

1) Lang EW, Mehdorn HM, Dorsch NW, et al. Continuous monitoring of cerebrovascular autoregulation: a validation study. J Neurol Neurosurg Psychiatry 2002; 72 (5): 583-6.
2) Grocott HP, Davie SN. Cerebral oximetry determination of desaturation with norepinephrine administration may be device manufacturer specific. Anesthesiology 2013; Apr; 118 (4): 982.

2 心拍出量

辛島 裕士・梅原 薫

 心拍出量モニタリングは非心臓手術の術後合併症を減らすことができるか？

`無作為化比較試験`

Effect of a perioperative, cardiac output-guided hemodynamic therapy algorithm on outcomes following major gastrointestinal surgery : a randomized clinical trial and systematic review.
Pearse RM, Harrison DA, MacDonald N, et al.
JAMA 2014 ; 311 (21) : 2181-90.

目的
周術期における心拍出量を指標とした血行動態治療アルゴリズムの有用性の検証をした。

方法
イギリスの急性期病院17施設で消化器外科手術を受ける50歳以上のハイリスク患者734人を対象として動脈圧波形解析法（LiDCOrapid）を用いて1回拍出量（stroke volume：SV）を指標として治療介入を行った群（368人；以下，介入群）と，通常の管理を行った群（366人；以下，通常群）の2群に分けて両者を比較した。なお，介入群で治療介入が行われたのは麻酔導入後から術後6時間までである。

介入群では，麻酔導入後にモニターを装着し，まず膠質液250 mLを5分以内で急速投与した。そこでSVの最大値を判断し，以後それを保てるように膠質液投与を施行し，さらに，全例でドペキサミンを投与した。一方，通常群では中心静脈圧を指標とした管理を推奨した。

結果
両群での術中から術後6時間までの輸液総投与量には差を認めないが，術中と術後のいずれにおいても，介入群でより多くの膠質液が投与された。

術中に使用した強心薬（ドペキサミン以外）や昇圧薬の投与割合に差はなかった。

プライマリアウトカムである30日以内に術後合併症もしくは死亡を来した割合は36.6% vs. 43.4%（介入群 vs. 通常群）（RR, 0.84 [95%CI, 0.71-1.01]；p=0.07）であり，統計学的な有意差はなかった。

セカンダリアウトカムのひとつである術後180日死亡率は7.7% vs. 11.6%（RR, 0.66[0.42-1.05]；p=0.08）で有意差はなかった。

次に，本研究の結果も含めて過去の同様の無作為化比較試験の38文献を集めてメタ解析を施行したところ，術後合併症の割合は，31.5%（488/1,548）vs. 41.6%（614/1,476）（RR, 0.77 [0.71-0.83]）と介入群で有意に少ない結果となった。

また，術後感染症の割合は，21.8% vs. 25.4%（RR, 0.81 [0.69-0.95]）と介入群で有意に少なく，在院日数の減少（0.80日，[95%CI, 0.97-0.62]）も認められた。一方，死亡率に関し

ては，入院日数 28 日と 30 日の死亡率は 4.9% vs. 6.5%（RR，0.82 [0.67-1.01]），調べられる範囲での長期死亡率は 8.3% vs. 10.3%（RR，0.86 [0.74-1.00]）と有意差は認められなかった。

考察

本研究は，心拍出量モニタリングを指標にした周術期の血管動態管理に関して検討した最大の研究である。本研究では，ハイリスク患者の消化管手術において介入群が術後合併症および 30 日死亡率を減らす，ということを，有意差をもって結論付けることができなかった。しかし，本研究も含めたメタ解析まで行うことで有用性を示すことができた。また，本研究では，セカンダリアウトカムで検討したさまざまな項目はすべて有意差なしとなったが，メタ解析では，介入群では術後感染が減少し，入院期間を短縮する結果となった。また，術後死亡率に関しても有意差は認めないものの介入群で少ない傾向であった。

結論

周術期における心拍出量を指標とした血行動態治療アルゴリズムは術後合併症を減らすことができる。

Editorial comments

OPTIMISE study，いわゆる心拍出量を指標とした GDT（goal-directed therapy）が有用であったことを示した論文である。2014 年の論文と少し古いものになるが，これ以降は大きな報告は（2017 年 10 月末時点では）出ていないので紹介した。

GDT 群では術後も含めて膠質液を中心とした輸液が多くなっているのが特徴である。使用した膠質液の種類は統一していないが，腎障害や術後出血には差がなく，合併症も増やしていないという点は着目すべきであろう。膠質液の ICU での使用，特に敗血症患者での使用に対しては議論のあるところだが，本研究結果からは少なくとも消化管手術での膠質液の周術期使用は合併症を増やすことはないということができる。

Q11 完全に侵襲のない心拍出量モニターは正確か？

システマティックレビュー

Accuracy and precision of non-invasive cardiac output monitoring devices in perioperative medicine: a systematic review and meta-analysis.

Joosten A, Desebbe O, Suehiro K, et al.
Br J Anaesth 2017; 118（3）: 298-310.

目的

非侵襲的機器により測定した心拍出量（cardiac output: CO）と熱希釈法により測定した CO を比較した文献のシステマティックレビューを行い，それらの結果を統合することを目的とした。

方法

PubMed，Scopus，Web of Science および Cochrane Library of Clinical Trials から文献

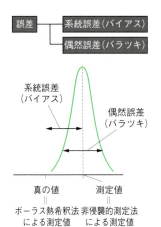
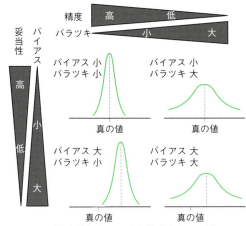

図1　検査機器の測定誤差
A：誤差には系統誤差と偶然誤差があり，系統誤差はその機器による測定値が真の値とどの程度異なるか（バイアス）を示し，偶然誤差はその機器による測定値が測定ごとに異なるか（バラツキ）を示している。
B：妥当性と精度が高い検査，つまり，バイアスが小さく，バラツキが小さい，左上の図に相当する検査が正確な検査である。

を抽出した。文献選択基準は，①完全に侵襲のない機器（軽微な侵襲を伴う経食道ドップラー法や，Flo Trac™，PiCCO™，LiDCO™などの観血的動脈圧波形解析による方法は除外）と熱希釈法で測定した2つのCOを比較したもの，②2つのCOの測定誤差と誤差率（測定誤差の95%信頼区間を2つのCOの平均値で除した値）の情報が得られるもの，③成人を対象に背景因子の記載があるもの，④手術室，ICU，救急部で行われたもの，とした。

文献の選択は3人で行い，その質（バイアスのリスク）を評価した。ランダム効果モデルで推定誤差と推定誤差率を算出した。

結果

該当する1,646文献の内，37文献1,543人を対象とした。心臓手術の周術期データが大多数であり，部分的CO_2再呼吸法と胸郭インピーダンス法が多く，続いて非侵襲的動脈圧波形解析法，脈波伝播時間法であった。質の評価では，8つの研究でバイアスのリスクが高いと考えられた。

統合結果は，推定誤差は-0.13（-2.38，2.12）L/minであり，推定誤差率は47%であった。測定方法による違いは認めなかった。また，各研究間には，$I^2=83\%$（$p<0.001$）と有意な異質性が認められたが，メタ回帰分析の結果，その要因は明らかとはならなかった。

考察

非侵襲的CO測定機器の妥当性と精度を検討した結果，非侵襲的機器によるCO測定には妥当性を認めるが，誤差率は推奨値の30%を超えており，精度は十分でないと考えられた。つまり現在のところ，どの非侵襲的測定方法も熱希釈法に代わるものではないと言える。研究間の異質性の要因は明らかでなく，さらなる研究が望まれる。

結論

現在のエビデンスからは，心臓手術やICUでの重症患者を対象とした非侵襲的CO測定方法が臨床的に有用であるとは言い難い。

Editorial comments

　検査機器の測定誤差には系統誤差と偶然誤差がある（図1A）。系統誤差は真の値との差（バイアス）を，偶然誤差は検査値のバラツキを表す。このメタ解析では，非侵襲的機器によるCOと熱希釈法によるCOを比較し，2つの測定値の差（バイアス）を統合することで妥当性を評価し，バラツキ（誤差率）を統合することで精度を評価している。結果として，非侵襲的機器によるCOは，熱希釈法によるCOと有意な差を認めなかったが，誤差率が大きく，精度が十分でないことが示されている。これは図1Bの右上の図に相当する。

　対象が重症患者に偏っている点や異質性の要因の検討は，今後の課題であろう。

Q12 どの心拍出量測定モニターが心臓手術後管理に有用か？

`非無作為化比較試験`

Cross-comparisons of trending accuracies of continuous cardiac output measurements : pulse contour alanysis, bioreactance, and pulmonary-artery catheter.
Lamia B, Kim HK, Severyn DA, et al.
J Clin Monit Comput 2018 ; 32 (1) : 33-43.

目的
　以下に示す5つの機器の心拍出量（cardiac output : CO）測定を比較することを目的とした。熱希釈法を用いた肺動脈カテーテル（pulmonary-artery catheter : PAC），動脈圧波形分析法を用いたLiDCOplus™，FloTrac™，PiCCOplus™，バイオリアクタンス法を用いたNICOM™。

方法
　ICUに入室した心臓外科手術後患者（人工呼吸管理中）21人が対象で，入室後2時間以内のCOを上記5つすべての機器で測定した。2つの機器ごとに入室直後のCOを対比較し，血行動態への治療（輸液負荷，強心薬，血管作動薬）前後でのCOの変化量からピアソンの積率相関係数を求めた。

結果
　PAC，LiDCOplus™，PiCCOplus™，NICOM™，FloTrac™の入室直後のCOはそれぞれ，5.7±1.5，6.0±1.9，5.7±1.8，5.3±1.0，5.9±1.0 L/minであった。2つの機器ごとのBland-Altman解析の結果は表1である。また，5つの機器から得られたCOの平均値と，各機器で得られたCOの比較の結果が表2である。さらに，治療前後でのCOの変化量を2つの検査機器ごとに比較を行った結果が表3である。

考察
　検討した5つの機器のCO平均値はすべて同様であったが，各機器間の誤差率は大きく，5つの機器の平均COと各機器のCOとの誤差率も大きかった。一方，治療によるCOの変化はすべての機器間で高い相関を示しており，5つの機器すべてでCO変化の追従性については十分に正確であると考えられる。これら5つの機器すべてが動的指標を明らかにしたり，また短時間でのCO変化の傾向を表すものとして有用であるかもしれない。

表 1　各機器で測定した CO の対比較

対比較	誤差（L/min）	許容誤差（L/min）	誤差率（%）
PAC-LiDCO	−0.10	±2.01	35
PAC-PiCCO	0.18	±2.35	41
PAC-FloTrac	−0.40	±2.27	40
PAC-NICOM	−0.71	±2.70	47
LiDCO-PiCCO	0.28	±1.97	33
LiDCO-FloTrac	0.39	±2.17	36
NICOM-LiDCO	−0.97	±3.51	59
PiCCO-FloTrac	0.61	±2.87	50
NICOM-FloTrac	−1.0	±2.40	42
NICOM-PiCCO	−0.73	±3.14	55

表 2　5 つの機器から得られた CO の平均値と各機器の CO の比較

5 つの CO の平均値との比較	誤差（L/min）	許容誤差（L/min）	誤差率（%）
LiDCO	0.25	±1.92	34
FloTrac	0.53	±1.90	34
NICOM	−0.91	±2.69	49
PAC	0.16	±1.63	28
PiCCO	−0.11	±2.13	37

表 3　治療前後での CO の変化量の相関係数

対比較	相関係数	p 値
PAC-LiDCO	0.83	0.0028
PAC-PiCCO	0.85	0.0019
PAC-FloTrac	0.73	0.0258
PAC-NICOM	0.87	0.0011
LiDCO-PiCCO	0.99	<0.0004
LiDCO-FloTrac	0.92	0.0004
NICOM-LiDCO	0.91	0.0003
PiCCO-FloTrac	0.90	0.0010
NICOM-FloTrac	0.85	0.0040
NICOM-PiCCO	0.92	0.0002

結論

　検討した 5 機種の CO 値は近似し，変化に対しての方向性も同じであるが，それぞれの機種での比較ではかなり大きな誤差および精度の隔たりが存在した．

Editorial comments

　近年，PAC より侵襲度の低い CO 測定機器における CO 測定の正確性に関して検討が行われているが，それらの多くが PAC による CO 測定を基準として比較を行っている．しかし，PAC での CO 測定の正確性が疑問視されている中，PAC を基準として検討を行うことに果たして意味があるのか？　というところから，この研究は始まっている．その警鐘という観点からは意味のある論文であるが，検討症例数が少ないことが弱いところである．

3 動脈圧

柿本 大輔

Q13 術中血圧はどの程度に維持すればよいか？

後ろ向きコホート研究

Relationship between Intraoperative Hypotension, Defined by Either Reduction from Baseline or Absolute Thresholds, and Acute Kidney and Myocardial Injury after Non-cardiac Surgery.
Salmasi V, Maheshwari K, Yang D, et al.
Anesthesiology 2017；126（1）；47-65.

目的

麻酔中に血圧をどの程度に保てばよいのかは明らかではない。低血圧の定義も研究によりさまざまな定義づけが行われ，国際的にはっきりと定められていない。そこで測定値数値としての絶対的血圧変化と，術前の血圧を基本とした相対的血圧変化，およびその持続時間と術後における心筋障害と急性腎障害の発生率を非心臓手術患者で検討する。

方法

症例はCleveland Clinicで2005年から2014年までの57,315症例。血清クレアチニン値が術前と術後1週間以内に計測していること，手術の6カ月前に平均血圧が測定されていることを条件とした。除外条件は①術前のeGFRが60 mL/min/1.73 m^{2}以下の患者もしくは透析患者。②尿路手術の既往のある患者，③腎移植を受けた患者，④手術時間が60分未満の症例，⑤麻酔記録に連続10分以上の欠落のある症例の5点とした。

血圧は，非観血的動脈測定（1〜5分間隔）または観血的動脈圧測定（1分間隔）を用いた。術前の基準とする血圧は，手術6カ月から入院前の平均血圧の平均値とした。心筋障害は，術後1週間でトロポニンTが0.03 ng/mL以上，クレアチニンキナーゼMBが8.8 ng/mL以上のいずれかとした。未測定の場合は障害なしとした。急性腎障害は，術後1週間以内のクレアチニン値が術前値の1.5倍，または0.3 mg/dL以上の上昇とした。

術中低血圧の定義として以下のようにした。絶対的低血圧は55 mmHg以下，65 mmHg以下，70 mmHg以下，75 mmHg以下の4分類。相対的低血圧は，基準値とした術前平均血圧から10％，15％，20％，25％，30％以上の低下の5分類とした。

また，術中低血圧について以下の3点を評価した。
①低血圧の程度（累積時間，時間加重平均を用いた閾値を下回る低血圧）と術後の心筋障害と腎機能障害との関連性。
②術前血圧と絶対的もしくは相対的低血圧による心筋障害と腎機能障害の発生率の違い。
③絶対的低血圧もしくは相対的低血圧の心筋障害と腎機能障害への影響を，C統計を用いて解析。

結果

術前の平均血圧は93±10 mmHgであった。全体で心筋障害は3.1％, 急性腎障害は5.6％発生した。

絶対的低血圧65 mmHg未満群では心筋障害と腎機能障害の両方が増加。相対的低血圧が基準値の20％以上の低下群は腎機能障害とは明らかな相関を示さなかったが, 心筋障害が増加した。よって平均血圧が65 mmHg未満, 基準値の20％以上の低下に対しては, 時間加重平均値を用いて詳細な分析を行った。閾値を下回った時間加重平均の上昇とともに心筋障害と腎機能障害のオッズは増加し, より低い閾値を下回るほど, より顕著となった。

術前平均血圧と血圧変化の時間加重平均との関連はなかった。術中平均血圧が65 mmHgを下回り心筋障害と腎機能障害が発生した症例も, 術前血圧とは相関は示さなかった。

術中平均血圧が65 mmHg未満である時間が合計で13分以上の症例と, そうでない症例では, 心筋障害が1.34倍, 28分以上では1.6倍になった。絶対的低血圧として50 mmHg未満, 相対的低血圧50％以上が1分間でも存在すると心筋障害のリスクが増加した。急性腎障害では, 65 mmHg未満が13分以上では1.2倍, 28分以上では1.35倍となり, 相対的低血圧が20％以上の症例は90分以上で有意な結果となった。また, 平均血圧が55 mmHg未満, 相対的低血圧が基準値の50％以上が1分間続くと術後腎機能低下のリスクが増加した。

考察

絶対的平均血圧65 mmHg未満が13分間以上続いた症例では, 急性腎障害と心筋障害が増加した。50 mmHg未満が1分間続くと心筋障害と急性腎障害が増加した。はっきりとした因果関係は不明であるが, 可能な限り低血圧を回避しなくてはならない。

相対的低血圧についても吟味したが, 測定値による絶対的血圧管理の方がより術後の急性腎障害と心筋障害を反映した。

今回の解析で重要な点は, 絶対血圧と相対血圧の比較である。相対血圧は絶対血圧と比較して, 心筋障害と急性腎障害の予見に利点はなかった。絶対血圧の方が測定や管理が容易であるため, 臨床の場では絶対血圧を採用すべきと思われる。

結論

今まで臨床的に問題ないとされていた血圧も急性腎障害と心筋障害との関連性があることがわかった。

測定値による絶対的血圧低下の方が, 相対的血圧低下よりも術後の心筋・腎障害に関与することがわかった。また, 術前の血圧と臓器障害の発生率に明らかな相関はなく, 臨床的には術前の血圧は配慮することなく麻酔管理は行える。術中の平均血圧を65 mmHg以上に保つことで周術期死亡の原因となる心筋障害と急性腎障害の避けることができるかもしれない。

Editorial comments

本論文は心臓麻酔に限った話でなく, 一般の麻酔に関するものであるが, 動脈圧への理解という点で取り上げた。血圧は麻酔中の代表的, 基本的モニターであり, その指標を何にするか, 何を基準とするかという観点で, この論文は大きな意味を持つ。

心臓手術, 心臓麻酔の領域では臓器保護や冠血流維持の観点から, 平均動脈圧での管理という考

え方が浸透している一方，非心臓手術における管理ではまだまだ不十分な点が多い。

　本論文において低血圧という定義を麻酔中に測定された絶対閾値，術前に測定された値を基準とした相対的閾値の双方から術後の心筋障害，急性腎障害との関連を紐つけた点は興味深い。そして結論として術前平均血圧は意味を持たず，術後の心筋障害，急性腎障害を回避するため，平均血圧 65 mmHg 以上の維持を目標とし，かつその値を下回った場合も時間的猶予を示した点は印象深い。

　しかし疑問点もある。後ろ向きコホート研究であり，50,000 症例という膨大なサンプル数であるが，全体の平均血圧は 93 mmHg であり，麻酔中平均血圧 65 mmHg 未満になるということは，単純に 30％以上の相対的低下とも考えられる。もっとも，きわめて緻密な統計学的処理を施された結果であり，その示す意義には感銘を受けるが，全体の母集団の平均血圧が 85 mmHg であれば結果は変わっていたのではないのだろうか。今後さらなる前向き大規模研究に期待するものである。

Q14 上腕動脈へのカテーテル挿入は避けるべきか？

後ろ向きコホート研究

Brachial Arterial Pressure Monitoring during Cardiac Surgery Rarely Causes Complications.

Singh A, Bahadorani B, Wakefield BJ, et al.
Anesthesiology 2017 ; 126（6）: 1065-76.

目的
　上腕動脈へのカテーテル留置による動脈圧の測定は橈骨動脈と比較して大動脈圧をより反映すると言われている。しかし，側副血行路が存在しないため合併症が重大であると言われており，回避する傾向にあるが，上腕動脈へのカニュレーションがどの程度合併症を引き起こすのかは明らかではない。そこで実際にどの程度合併症を引き起こすのか明らかにすることを目的とした。

方法
　Cleveland Clinic で 2007 年 1 月 1 日より 2015 年 3 月 31 日までに心臓手術を受け，上腕動脈で動脈圧測定を行った患者を後ろ向きに調査を行った。動脈カテーテルは 20 G 針をセルジンガー法で穿刺しカテーテルを挿入した。

　術後 6 カ月以内における合併症の有無と患者の基礎疾患，院内死亡率，病院滞在期間との関連性を調べた。除外患者として以前に上腕動脈に関する手術や何らかの疾患にかかった患者は除外した。

結果
　21,597 人の患者が心臓血管手術を受け上腕動脈でのカニュレーションを行われた。術後に 777 人が血管・神経損傷，局所的な感染を起こし，そのうち動脈カテーテル挿入と関連があるのは 41 人であった。内訳は血管損傷が 33 人，感染が 8 人であり，神経損傷は認めなかった。合併症の発生率は 0.2％以下であった。

　上腕動脈カニュレーションに関連した合併症患者は，心肺停止や補助体外循環，大動脈バルーンパンピング，透析の導入など周術期の重症合併症発症率が，カニュレーション関連合併症を起こしていない患者と比較して 5-20 倍ほど高かった。さらに，上腕動脈カニュレーション合併症が発症した患者は，入院期間も 22 日間と，合併症がない群の 8 日間と比較して有意に長かった。院内死亡率も 24％と合併症がない群の 1.75％と比較して高かった。

考察

　上腕動脈カニュレーションの合併症発症率は，既存の報告における症例（橈骨動脈，大腿動脈，上腕動脈で動脈圧の管理を行った心臓手術や非心臓手術，重症疾患）よりも低い数値であった。カニュレーション合併症発生患者は重症合併症の発症率も高かったが，上腕動脈カニュレーションが重症合併症を引き起こしているとは言い難く，重症合併症との関連性は低いと考えられた。

　上腕動脈カニュレーションの合併症はまれであり，心臓血管手術における動脈圧測定部位として理にかなった部位である可能性が示された。

結論

　心臓手術において上腕動脈穿刺による動脈圧測定は，合併症の発生が少なく安全であると考えられる。

Editorial comments

　動脈圧の測定は心臓手術において基本モニターの一つであり，もっとも重要なモニターの一つである。術中の低血圧は，周術期において腎機能障害と心筋障害に関連があるとされ，より正確に血圧を測定することは予後を改善する可能性がある。

　一般的に，穿刺部位は橈骨動脈が選択されることが多い。橈骨動脈による血圧測定では，収縮期血圧は大動脈の血圧より高く，拡張期血圧と平均血圧はわずかに低く，人工心肺離脱直後では大動脈圧よりも低い数値が出ることがある。これは部分的な動脈の攣縮，体温調節のための血管運動が原因とされ[1〜4]，不必要な血管収縮薬や強心薬の導入を招き，予後を悪化させる可能性がある[5]。

　上腕動脈圧で管理していた場合，橈骨動脈と比較して平均血圧・収縮期血圧がより正確なものとなる。心臓手術患者では低体温循環停止後の圧の解離は，リスクとなりうるため，上腕動脈圧を用いた観血的血圧測定は循環動態のモニターとしてより適切な可能性がある。

　上腕動脈が，穿刺部位として一般的に選択されない理由としては塞栓症と正中神経傷害が挙げられる。上腕動脈は前腕・手の主要血管であり，急性閉塞が起きた場合は，その分枝で十分な血流を供給することができず甚大な合併症を引き起こすとされてきた。しかし今回の報告によると橈骨動脈穿刺と比較して上腕動脈穿刺における合併症の発生率は低かった。

　以上のように，上腕動脈穿刺は術中の血圧管理を安心して行えるが，術後管理の点ではどうであろうか。術後覚醒した患者では，関節付近でのカニュレーションとなるため，上肢を動かすことによりモニター機能不全になることがしばしばある。この点は短所の一つであり，この点を解消する案として，腋窩動脈や大腿動脈，そして橈骨動脈のより中枢側へのカニュレーションが候補となる。以上の穿刺部位もさまざまな長所や短所がいわれている。特に橈骨動脈のより中枢側は超音波ガイド下での普及により可能となった部位であり，手関節や肘関節の影響を避けることができるが，出血などの合併症のリスクは不明である。周術期管理全体を通して理想的な動脈圧の測定部位は今後も検討を重ねる必要があるだろう。

　臨床において，心臓手術患者や透析患者，末梢血管に疾患を持つ患者の動脈圧測定に際しカニュレーションに時間を要することはしばしばある。そのような患者はもともと動脈へのカニュレーションが難しく，橈骨動脈穿刺の失敗によりさらに穿刺が困難となる。その結果，上腕動脈への穿刺となることも多い。

動脈へのカニュレーションが困難であると予測される場合は，最初からカニュレーション部位に上腕動脈を選択することが，患者への負担も減り，より安全性が高いのかもしれない。

1) Baba T, Goto T, Yoshitake A, et al. Radial artery diam- eter decreases with increased femoral to radial arterial pres- sure gradient during cardiopulmonary bypass. Anesth Analg 1997；85（2）：252-8.
2) Stern DH, Gerson JI, Allen FB, et al. Can we trust the direct radial artery pressure immediately following cardio- pulmonary bypass? Anesthesiology 1985；62（5）：557-61.
3) Kanazawa M, Fukuyama H, Kinefuchi Y, et al. Relationship between aortic-to-radial arterial pressure gradient after cardiopulmonary bypass and changes in arterial elasticity. Anesthesiology 2003；99（1）：48-53.
4) Urzua J, Sessler DI, Meneses G, et al. Thermoregulatory vasoconstriction increases the differ- ence between femoral and radial arterial pressures. J Clin Monit 1994；10（4）：229-36.
5) Nielson E, Hennrikus E, Lehman E, et al. Angiotensin axis blockade, hypotension, and acute kidney injury in elective major orthopedic surgery. J Hosp Med 2014；9（5）：283-8.

Q15 人工心肺中の最適な動脈圧はどのように決定するか？

前向きコホート研究＋後ろ向き観察研究

Optimal blood pressure during cardiopulmonary bypass defined by cerebral auto-regulation monitoring.
Hori D, Nomura Y, Ono M, et al.
J Thorac Cardiovasc Surg 2017；154（5）：1590-8.

目的
人工心肺（cardiopulmonary bypass：CPB）中における脳血流を一定に保つ下限血圧（lower limit of autoregulation：LLA）と上限血圧（upper limit of autoregulation：ULA），そして最適な血圧を発見することを目的とした。

方法
今回の研究は過去2回に行われた実験データと現在進行中の研究を引用して行われている。患者はJohns Hopkins storke and encephalopathy scoreを用いた高リスク患者が選定され，循環停止を行った症例は除外し，合計で614人が選別されている。脳血流は経頭蓋ドップラー（trans cranial doppler：TCD）を用いて連続的に測定を行った。評価は脳血流速度と平均血圧によって計算される平均速度指数を用いて行った。最適な血圧の定義は最適な自動調節能を反映する状態，平均速度指数が最低の値となる血圧と定義した。LLAとULAはそれぞれ血圧の低下，上昇に伴い平均速度指数が変化した値とした。

平均速度指数であるが，これはTCDを用いて中大脳動脈の血流速度を連続的に測定し，血圧の変動と照らし合わせて計算している。自動調節能の範囲内であれば血圧が変動しても血流速度の変化は少ないはずで，変化がもっとも少ない平均速度指数が0に最も近い値となる血圧を最適血圧とし，血流速度変化が強く出る（平均血流指数が0.4を上回った時）血圧をそれぞれLLAとULAとしている。

結果
LLA，ULA，最適血圧の平均値はそれぞれ65±12 mmHg，84±11 mmHg，78±11 mmHgであった。しかし17％の患者でULAが最適血圧の平均値を上回り，逆にULAは29％が最適血圧の平均値を下回った。多変量解析によると最適血圧に影響を与えるのは非白人種，利尿薬の使用，

頸動脈血管内治療の既往，CPB 時間であった。CPB 時間の延長と LLA を下回る血圧への曝露は脳梗塞のリスクを上昇させることが分かった。

考察

過去の研究で心臓手術後の集中治療室での平均血圧が LLA を下回った場合，脳傷害の特異的な指標となる GFAP（glial fibrillary acidic protein）が増加することが分かっている。これは脳の低灌流が術後の神経学的合併症を増加させることを示唆している。しかしながら単純に灌流圧を上昇させても合併症を招く。CPB 中に平均血圧が ULA を超える程度が高くなるにつれて術後のせん妄が増加することが分かっている。まとめると CPB 中は血圧を低すぎず，高すぎず，自動調節能の限界範囲内の最適な血圧で管理することが重要であるといえる。

今回の研究では術後のせん妄や認知機能障害は報告していない。さらに LLA を下回った血圧と脳梗塞との関連性は確実なものと考えられるが，現段階では自動調節能をモニターすることによって脳梗塞の頻度を減らすとは断言できないため，従来の管理方法とのランダム化前向き比較を検討中である。

結論

脳血流の自動調節脳をリアルタイムで連続的に観察することは CPB 中の血圧管理を改善させ，患者の予後を改善させる可能性がある。

Editorial comments

本論文の要点としては，CPB 中の適切な血圧が自動調節能の範囲内であること，その血圧を判定するために TCD を用いていることである。その結果として術後の中枢神経合併症の発生を予防できる可能性があることである。

TCD の使用についてだが，心臓麻酔という限られた作業スペースにさまざまな機器を使用する状況では容易ではないだろうし，CPB 中とはいえ作業もより煩雑となるだろう。論文著者らの経験では，実際に TCD を適切な測定位置を発見し固定，その位置で観察を続けることにはなかなか苦労したということであり，現時点での応用は容易ではなく，今後その使用方法がより確立・洗練されていくのか，中大脳動脈以外により簡便で有用な測定部位の探索，装着の容易いモニターの開発などが待たれる。

また，本文献では体温への具体的な言及がない。CPB 中は体温も変動するため，脳や臓器の代謝率も変化する。さらに 25℃ を下回るような状況では自動調節能も変化をしてくる。よって今回のデータがそのまますべての体温に応用できるとは断定できない。

今後，TCD を用いて，自動調節能範囲内に血圧を管理することで，実際に術後の中枢神経合併症を減らすことができるのであれば，今後の心臓麻酔管理では必須とされ，それ以外の分野の手術でも応用ができるかもしれない。

5 経食道心エコー

1 弁疾患

澤井 俊幸

Q16 Edge-to-edge法による僧帽弁形成術後の術中弁狭窄所見はどの程度まで許容されるか？

観察研究

Intraoperative Evaluation of Transmitral Pressure Gradients after edge-to-edge Mitral Valve Repair.
Hilberath JN, Eltzschig HK, Shernan SK, et al.
PLoS One 2013；8（9）：e73617.

目的
「Edge-to-edge法による僧帽弁の形態学的変化は経僧帽弁圧較差（trans mitral pressure gradients：TMPG）が高くなる可能性がある」という仮説を立証することを目的とした。

方法
Edge-to-edge法を含むさまざまな手法を用いて僧帽弁形成術を施行した552症例を対象とした。経食道心エコー（transesophageal echocardiography：TEE）を用いて人工心肺離脱後にpeak TMPGおよびmean TMPGを記録・分析した。

結果
15％にあたる84症例がedge-to-edge法を用いた僧帽弁形成術を施行された。peak TMPGおよびmean TMPGともに，edge-to-edge法を用いた群（edge-to-edge：n＝84）が従来の手法による僧帽弁形成術群（conventional：n＝468）よりも有意に高かった〔10.7±0.5 mmHg vs 7.1±0.2 mmHg；p＜0.0001 および4.3±0.2 mmHg vs 2.8±0.1 mmHg；p＜0.0001（図1A）〕。mean TMPG≧7 mmHgの9症例は医原性僧帽弁狭窄症（mitral stenosis：MS）として即座に再手術した。Edge-to-edge法のみ施行した症例（n＝29）と，edge-to-edge法に弁輪形成術施行を同時に行った症例（n＝52）でのpeak TMPGおよびmean TMPGに有意差はなかった〔11.0±0.7 mmHg vs 10.3±0.6 mmHg and 4.4±0.3 mmHg vs 4.3±0.3 mmHg（図1B）〕。Edge-to-edge法に付随した弁輪形成術の手法においてTMPGの有意差はみられなかった。

考察
Edge-to-edge法は手技的に簡便なうえ有効であるが，残存MRを長期的に消失させるためのノウハウがある。実際，この手法を開発したAlfieriらも，edge-to-edge法だけではMR再発のリスクがあるため，一般的な弁輪形成とともにedge-to-edge法を同時施行することの重要性を述べている。edge-to-edge法により，僧帽弁口は蝶ネクタイ様の2口になるわけであるが，血行動態への影響は，その形状よりもむしろ全弁口面積と心拍出量に依存すると考えられる。急激な左室容量変化や弁形状変化のおこる人工心肺離脱後のTEEによる僧帽弁狭窄症評価にTMPGが妥当かの判断は難しい。圧半減時間（pressure half time：PHT）は，弁口面積や左房および左室コンプ

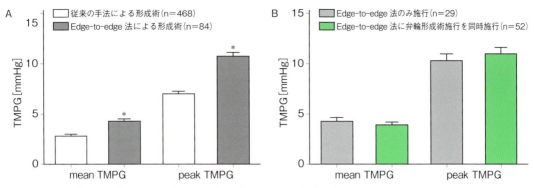

図1 Mean TMPG および peak TMPG の比較（数値は平均±標準誤差）
A：Edge-to-edge 法 vs 従来の形成術　*p＜0.0001 vs 従来の形成術
B：Edge-to-edge 法のみ施行　vs edge-to-edge 法に弁輪形成術施行を同時施行

ライアンスよりもむしろ血行動態に大きく影響を受ける。PISA 法による弁口面積計測も，術中には不向きである。プラニメトリー法は，理論的には血行動態に依存しない唯一の測定法であるが，2D-TEE で得られる弁口が正確にできるかどうかは疑わしい。3D-TEE は，弁口面積測定の一助となるかもしれない。術後の経胸壁心エコーによる mean TMPG＜5 mmHg は信頼度の高い数値である。TMPG 測定値の注意点は，左室弛緩能異常やコンプライアンス低下に伴う拡張能に影響を受けることである。たとえば左室コンプライアンス低下の影響で mean TMPG が 7 mmHg を超えることもある。ドップラー法全般にいえることではあるが，心拍出量・心拍数・残存 MR などに影響を受ける。種々の問題点は残されるが，術中 TEE による TMPG 測定は現在のところ妥当な MS 評価法ではないかと考えられる。

結論

　Edge-to-edge 法を用いた僧帽弁形成術は，一般的な僧帽弁形成術と比較して，人工心肺離脱後の peak TMPG および mean TMPG ともに高値となる。この TMPG が異常高値ではない限り，つまり peak TMPG 10 mmHg 程度もしくは mean TMPG 4 mmHg 程度では，医原性 MS として捉える必要はなく，術後急性期の中等度 TMPG 上昇は想定範囲内で許容しうるものである。mean TMPG 5-7 mmHg では，患者個々の状況に応じて再検討の必要があるかもしれない。術後 mean TMPG≧7 mmHg であれば注意深く再手術を考慮した観察が必要である。

Editorial comments

　Edge-to-edge 法を用いた僧帽弁形成術後の MS の許容範囲と注意喚起を促した心臓血管麻酔科医として必要な見解を提示した内容となっている。僧帽弁形成術後は，遺残逆流の検索に専念することが多く，術後 MS は軽視される傾向があるかもしれない。Edge-to-edge 後の経僧帽弁に関する測定にはさまざまな見解がある。edge-to-edge 後の 2 口からの流量の和は edge-to-edge 施行前の 1 口の時の流量とほぼ同等で経僧帽弁流速に関しても，互いの口のサイズが異なったとしても 2 口の流速は同等であるという結果もある[1]。つまり，TMPG はどちらの口で測定してもよいと考えられる。他の報告にもあるように，僧帽弁形成術後の mean TMPG 上昇はサイズの小さな人工弁輪逢着の際にも発生し，運動負荷時の mean TMPG を有意に上昇させる誘因となり，運動耐用能低下を招

く危険性があるという報告もある[2]。その一方で，edge-to-edge 施行群が，一般的な弁輪形成術と比較して弁口面積が有意に小さいにもかかわらず，安静時および運動負荷時の TMPG に有意な上昇はみられないという報告もある[3]。edge-to-edge 施行後の MS による心不全所見に関しては見解が分かれるところではあるが，術中の mean TMPG 測定値は，6 mmHg を基準値として MS 許容を考慮すべきかもしれない。その意味で，術中 TEE によるパルスドップラーを用いた僧帽弁形成術後の TMPG 測定は必須であると考える。

1) Maisano F, Redaelli A, Pennati G, et al. The hemodynamic effects of double-orifice valve repair for mitral regurgitation: a 3D computational model. Eur J Cardiothorac Surg 1999；15（4）：419-25.
2) Doi K, Yamano T, Ohira S, et al. Annuloplasty Ring Size Determines Exercise-Induced Mitral Stenosis Severity after Valve Repair. J Heart Valve Dis 2015；24（6）：744-51.
3) Frapier JM, Sportouch C, Rauzy V, et al. Mitral valve repair by Alfieri's technique does not limit exercise tolerance more than Carpentier's correction. Eur J Cardiothorac Surg 2006；29（6）：1020-5.

Q17 MitraClip® 施行時の術中経食道心エコーでの弁口評価基準は？

観察研究

Mitral Inflow Patterns after MitraClip Implantation at Rest and during Exercise.
Boerlage-van Dijk K, van Riel AC, de Bruin-Bon RH, et al.
J Am Soc Echocardiogr 2014；27：24-31.

目的

MitraClip® 施行時の経食道心エコー（transesophageal echocardiography：TEE）と，MitraClip® 施行後の経胸壁心エコー（transthoracic echocardiography：TTE）によるそれぞれの所見の関連性を評価すること，また MitraClip® 施行後の運動負荷が及ぼす心機能を評価することを目的とした。

方法

MitraClip® 施行を受けた 51 例を対象とした。MitraClip® 施行時は全身麻酔下で TEE，MitraClip® 施行後は安静時および運動負荷時に TTE を用いた評価を行った。①平均僧帽弁圧較差（mean mitral valve pressure gradient：mean MVPG）②最大僧帽弁圧較差（max mitral valve pressure gradient：max MVPG）③圧半減時間（pressure half time：PHT）の 3 項目について主に評価した。

51 例中 23 例は，MitraClip® 施行後の運動負荷時における心機能評価した。運動負荷を施行した 23 例は，MitraClip® 施行後安静時の MS 所見の有無を安静時 mean MVPG＜5 mmHg 群と安静時 mean MVPG≧5 mmHg 群に振り分けて比較検討した。

MitraClip® 施行後の安静時 mean MVPG≧5 mmHg および安静時収縮期肺動脈圧（systolic pulmonary artery pressure：sPAP）≧50 mmHg を MS 所見とした際，MitraClip® 施行時に MS 所見を示唆すると考えられる PHT カットオフ値を求めた。

結果

MitraClip® 施行後 TTE での mean MVPG および max MVPG は，施行時 TEE でのそれらと比較して有意に増加していた（4.25±2.2 mmHg vs 2.95±1.58 mmHg；p＜0.001 および 10.25±4.32 mmHg vs 7.90±3.25 mmHg；p＜0.001）（図 1A）。PHT に有意差は認めなかった（95

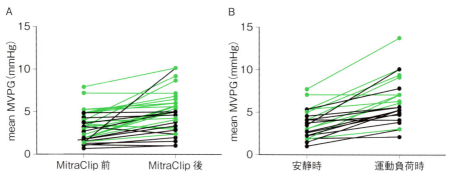

図1 経僧帽弁平均圧較差の変化

A：MitraClip®施行時および施行後のmean MVPG（n=51）
術中 TEE の PHT≧91 msec の症例は緑で示す。
B：安静時および運動負荷時の mean MVPG（n=23）
術中 TEE の PHT≧91 msec の症例は緑で示す。

±30 msec vs 99±40 msec）。

　運動負荷時の mean MVPG および max MVPG は，安静時のそれらに比べて有意に増加した（6.3±2.7 mmHg vs 3.6±1.7 mmHg；p＜0.001 および 13.7±4.6 mmHg vs 8.9±4.0 mmHg；p＜0.001）（図1B）。sPAP も有意に上昇した（51.9±11 mmHg vs 38.8±12 mmHg；p＜0.001）。

　安静時 mean MVPG≧5 mmHg 群の6例は，安静時 mean MVPG＜5 mmHg 群の17例と比較して sPAP は有意に高かった（47±7 mmHg vs 35±12 mmHg；p=0.035）しかし，運動時 sPAP の有意差はなかった（55±7 mmHg vs 50±12 mmHg；p=0.20）。MitraClip®施行時に TEE で得られた PHT は，安静時 mean MVPG≧5 mmHg 群の方が安静時 mean MVPG＜5 mmHg 群よりも有意に長かった（130±56 msec vs 86±30 msec；p=0.03）。

　MitraClip®施行時の PHT カットオフ値は，安静時 mean MVPG≧5 mmHg および安静時 sPAP≧50 mmHg でそれぞれ 91 msec だった（図2）。

考察

　MitraClip®施行時の MS 所見を確認するには，TEE による PHT=91 msec がもっとも信頼性の高い値と考えられた。しかしながら，MS 所見はみられても運動負荷時の心不全は来さなかった。その考えられる理由として，①僧帽弁逆流軽減による心拍出量の増大，②運動負荷時の心拍出量の増大，③mean MVPG のエコー評価法の問題等が挙げられる。

　MitraClip®施行時の TEE による mean MVPG および max MVPG が，MitraClip®施行後のそれらと比較して小さかったのは全身麻酔の影響による血行動態や心拍数の違いが影響していると考えられた。

　本研究では sPAP が高値であるが，その理由として MitraClip®対象者の特性にあると思われる。たとえば①高齢者，②手術困難なハイリスク症例，③心不全の既往があるなどの症例が多く含まれてしまうからである。

　MitraClip®施行後の安静時 mean MVPG≧5 mmHg 群での運動負荷時には，sPAP の有意な上昇は認められなかった。理由として，運動負荷時の mean MVPG の有意な上昇を認めていないことからも，MitraClip®対象者の特性上，心拍出量上昇が期待しづらいことが挙げられるかもしれない。

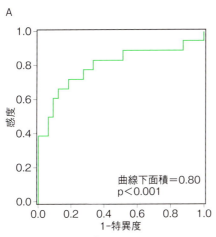
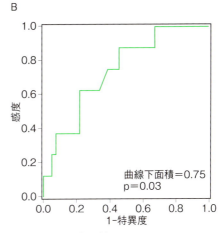

図2 MitraClip® 施行時 TEE の PHT による MS 所見判断の有用性

A：MitraClip® 施行後の MS 所見（mean MVPG≧5 mmHg）で振り分けた際の ROC 曲線（n＝51）
曲線下面積＝0.80（95% confidence interval, 0.65-0.95, p＜0.001）。PHT カットオフ＝91 msec
B：MitraClip 施行後の MS 所見（sPAP≧50 mmHg）で振り分けた際の ROC 曲線（n＝50）
曲線下面積＝0.75（95% confidence interval, 0.58-0.92, p＝0.03）。PHT カットオフ＝91 msec

結論

MitraClip® 施行時の TEE による mean MVPG は過小評価されている可能性があるため，クリップ追加時には注意が必要である。ただし，MitraClip® 施行後の安静時 mean MVPG の高値や sPAP 高値だけでは，運動負荷時でも術後心不全に直結しないことにも留意すべきである。

Editorial comments

MitraClip® は日本では新規医療行為であり，術後成績を含めた今後の知見が必須となる。特に MitraClip® 施行時の TEE の役割は予後や成績に大きく影響を与える可能性が高い。MitraClip 施行時に遺残逆流等の追加クリップの必要性が認められた時，どのパラメータで MS 所見を評価して追加クリップの安全性を担保できるかは興味深い。運動負荷時の mean MVPG は僧帽弁置換術後でも上昇する[1]。本研究では，MitraClip® 施行時と施行後において，有意差のなかった PHT が，TEE による MS 所見を評価する方法であることを ROC 曲線で証明していることが興味深く，納得できる内容となっている。つまり，PHT＝91 msec をカットオフとして（弁口面積で 2.4 cm²）を一基準として追加クリップ可不可の一基準になる可能性が示唆されている。ただし，MVPG による MS 所見と，心不全症状の乖離がみられる点も見逃せない。遺残逆流を評価しつつ狭窄所見に注意を払わなければならない。今後のさらなる見解が待たれるところである。

1) Reisner SA, Lichtenberg GS, Shapiro JR, et al. Exercise Doppler echocardiography in patients with mitral prosthetic valves. Am Heart J 1989；118（4）：755-9.

2 心筋壁運動

林 健太郎・遠山 裕樹・国沢 卓之

Q18 左室壁運動の評価を正確に行えるのはどの指標か？

前向き観察研究

Transesophageal Echocardiography, 3-Dimensional and Speckle Tracking Together as Sensitive Markers for Early Outcome in Patients With Left Ventricular Dysfunction Undergoing Cardiac Surgery.
Kumar A, Puri GD, Bahl A.
J Cardiothorac Vasc Anesth 2017；31（5）：1695-701.

目的

　周術期の左室機能評価において，経食道心エコー（transesophageal echocardiography：TEE）による2D-スペックルトラッキングによるグローバル長軸方向ストレイン（2D-GLS）と3D-左室駆出率（3D-LVEF）が，臨床的アウトカム（カテコラミン使用量，人工呼吸時間，ICU滞在時間など）と相関するかを評価すること。

　術後に低心拍出量症候群に至った群と至らなかった群を比較し，心臓手術における術後早期の心機能低下の予測因子を検討することを目的とした。

方法

　対象は73人の人工心肺を用いた心臓手術を受けるLVEFが50％未満の成人患者。術式は冠動脈バイパス術（coronary artery bypass graft：CABG），大動脈弁置換術（aortic valve replacement：AVR），僧帽弁置換術（mitral valve replacement：MVR）およびCABG＋AVR，CABG＋MVR，AVR＋MVRである。

　全身麻酔導入後に，肺動脈カテーテルを留置し，循環動態を一定の範囲に管理し，TEE検査を施行した。GE vivid E9の6VT-D®プローブ使用し，①気管挿管後，②人工心肺離脱20分後に，2D-LVEF（Simpson法），2D-GLS（中部食道長像，中部食道二腔像，中部食道四腔像），3D-LVEFを計測した。統計学的解析として，数値データにはt検定またはマン・ホイットニーのU検定，名義変数にはχ^2検定またはFisher正確確率検定を用いた。3D-LVEF，2D-LVGLS，2D-LVEF間で相関分析を行い，カットオフ値の検定はreceiver operating characteristic（ROC）曲線解析，予後因子を推定するために多重ロジスティック回帰分析を用いた。

結果

　術後，低心拍出量症候群となった患者は，ならなかった患者と比較し，人工心肺前および後の2D-LVEF，3D-LVEF，2D-GLSが有意に低かった。多変量解析では3D-LVEFと2D-GLSが，低心拍出量症候群の独立予測因子として示され，カットオフ値は3D-LVEF 19％（感度98％，特異度81％），2D-GLS-6％（感度95％，特異度68％）であった。2D-GLSと3D-LVEFを組み合わせた場合は，感度99.9％，特異度54.5％となった。観察者間相関係数は3D-LVEFが0.95，

2D-GLSが0.98であった。低心拍出量症候群となった患者は，ならなかった患者と比較し，カテコラミン使用量が多く，人工呼吸時間が長く，ICU滞在時間が長かった。

考察

対象が冠動脈疾患と弁疾患のみであるため，他の心疾患を有する患者群では結果が一致しない可能性がある。ストレインは前負荷と後負荷によって変動するため，本研究では循環動態を一定の範囲に管理し，2D-GLS画像を取得している。また，GLSはEFと比較し観察者間再現性に優れ，施行者による差が少ないとされ，本研究でも同様の結果が得られたが，各社の解析ソフトのアルゴリズムが標準化されていないため，変動要因となる可能性はある。本研究のようにアウトカムを予測した報告は少ないため，今後，大規模研究での検証が必要である。

結論

2D-GLSと3D-LVEFは，術後の低心拍出量症候群の発症を予測でき，臨床的アウトカムと相関する。また，両者の併用は，高感度（99.9％）の予測因子となる。

Editorial comments

2D-LVEFは心疾患の予後と相関するとしたエビデンスが多く存在し，心臓手術の予後因子のひとつとして確立されている。3D-LVEFは2D-LVEFの欠点（真の心尖部が描出されない，左室形態の仮定など）を解決し，正確で再現性のある指標である。また，3D-LVEFは，容量評価のgold standardである心臓MRIとよく相関する。GLSも同様に心臓MRIと相関があるとされ，観察者間変動が少なく再現性が高い。さらに，EFが低下していない段階の心機能障害も検出できるとする報告が存在し，その有用性が期待されている。しかし，3D-LVEFおよびGLSは，臨床的アウトカムと相関するという報告はまだ少ない。本研究は2D-GLSと3D-LVEFが周術期の臨床的アウトカムと相関する独立予測因子であることを示し，さらに両者を併用すると，より鋭敏な指標となることを示したことが新しい。また，GLSの有用性に関する報告の多くはTTEを用いており，TEEを用いた報告は少ないため，今後さらなる研究が期待される。

Q19 右室壁運動の評価を正確に行えるのはどの指標か？

前向き観察研究

Transesophageal Speckle-Tracking Echocardiography Improves Right Ventricular Systolic Function Assessment in the Perioperative Setting.
Markin NW, Chamsi-Pasha M, Luo J, et al.
J Am Soc Echocardiogr 2017；30（2）：180-8.

目的

経胸壁心エコーのMモードによる三尖弁輪収縮期移動距離（transthoracic echocardiogram M-mode tricuspid annular plane systolic excursion：TTE M-mode-TAPSE）と経食道心エコーのMモードによる三尖弁輪収縮期移動距離（transesophageal echocardiography M-mode-TAPSE：TEE M-mode-TAPSE）が相関するかを検証する。また，TTEスペックルトラッ

キング-TAPSE と TEE スペックルトラッキング-TAPSE が TTE M-mode-TAPSE と相関するかを検討する。

方法

対象は 100 人の人工心肺を用いた心臓手術を受ける患者。術式は冠動脈バイパス術（coronary artery bypass graft：CABG），大動脈弁置換術（aortic valve replacement：AVR），僧房弁置換術（mitral valve replacement：MVR），三尖弁置換術（tricuspid valve replacement：TVR），上行大動脈置換術，左心補助人工心臓装着術（left ventricular assist device：LVAD），右室肺動脈導管作成術，心膜切開術，および CABG＋AVR，CABG＋MVR，CABG＋上行大動脈置換術，AVR＋MVR，MVR＋TVR，LVAD＋MVR である。

全身麻酔導入後，TTE 検査と TEE 検査を行った。Philips iE33 の X5 TTE プローブと X7 TEE プローブを使用した。TTE は心尖部四腔断面，TEE は中部食道四腔断面で測定した。スペックルトラッキング画像解析は，Philips の QLAB ver. 9.2 の CMQ パッケージに付属する tissue motion annular displacement（TMAD）オプションを用いた。統計学的解析として，相関の検定にはスピアマン順位相関分析とピアソン積率相関分析を用い，変動の検定には対応のある t 検定を用い，変動が 2.5 mm 以内であれば同等性があるとした。

結果

TTE M-mode-TAPSE と TEE M-mode-TAPSE の誤差は 6.5 mm と大きく，同等性は認められず，相関も認められなかった。TTE M-mode-TAPSE と TTE スペックルトラッキング-TAPSE の誤差は 0.6 mm であり，同等性および相関が認められた。TTE M-mode-TAPSE と TEE スペックルトラッキング-TAPSE の誤差は 1.5 mm であり，同等性および相関が認められた。観察者間相関係数は TEE スペックルトラッキング-TAPSE が 0.71，TTE スペックルトラッキング-TAPSE が 0.80 であり，観察者間で有意差は認めなかった。

考察

TEE M-mode-TAPSE の値は小さく，TTE M-mode-TAPSE との誤差が大きかった。TEE では左房背面よりエコービームが入射することにより，M-mode のカーソル角度と三尖弁輪の運動方向が垂直に近くなることが原因と考えられる。TEE では三尖弁輪の同定が比較的容易である。しかし，三尖弁輪が画角から外れやすいため，全心周期を通して画角に入るように調整することが重要である。また，TAPSE は前負荷と後負荷に依存して変動することを考慮に入れて評価することが必要である。

結論

TTE M-mode-TAPSE と TEE M-mode-TAPSE は相関しないため，TEE M-mode-TAPSE の臨床応用は控えるべきである。TEE スペックルトラッキング-TAPSE は TTE M-mode-TAPSE とよく相関し，胸部の手術創が存在しても測定可能であるため，心臓手術周術期の正確で再現性の高い右室収縮能評価として有用である。

Editorial comments

2015 年に American Society of Echocardiography（ASE）は TAPSE，収縮期三尖弁輪運動速度（S'），面積駆出率（fractional area change：FAC），右室駆出率（right ventricular ejection fraction：

RVEF）による右室収縮能の定量評価ガイドラインを発表したが，これらの測定方法は難易度が高く，再現性を維持するのが難しい。TTE M-mode-TAPSE は再現性の高い指標とされるが，一断面の測定であり右室全体の機能を正確に捉えられない可能性があるため，評価の補助としての位置づけである。TTE スペックルトラッキング-TAPSE は心臓 MRI で計測した右室駆出率と相関するとされ，スペックルトラッキングによる評価の有用性が注目されている。本研究は TEE スペックルトラッキング-TAPSE と TTE M-mode-TAPSE の相関を証明し，心臓手術周術期における TEE スペックルトラッキング-TAPSE の有用性を示した点が新しい。また，スペックルトラッキングの観察者間変動を評価し，有意差がないことも示している。

3 三次元エコーの応用

富樫 敬

Q20 肺動脈高血圧症患者における右室形状の三次元エコー解析は臨床的に評価できるか？

後ろ向き観察研究

Three-dimensional echocardiography-based analysis of right ventricular shape in pulmonary arterial hypertension.
Addetia K, Maffessanti F, Yamat M, et al.
Eur Heart J Cardiovasc Imaging 2016；17（5）：564-75.

目的
すでに3Dエコーの右室における形態学的報告はされているが、右室壁各領域における形状解析に基づく臨床的評価の可能性については、まだ検討されていない。本研究では右室の3D画像を使って右室壁の形状を数値化し、正常心室と圧負荷を受けている心室との違いを評価する手法を開発し、その臨床的意義について検討した。

方法
39人の肺高血圧患者（PAH）と15人の正常者（NL）を含む54人の被験者から経胸壁エコー下にて三次元右室画像の描出を行った。三次元右室壁画像は収縮・拡張両期に渡ってTomtec社のソフトウェア内で再構築され、右室の流入・流出口（right ventricular inflow/outflow），心尖部、および自由壁・心室中隔側体部など右室各所の曲率の算出を行った。

結果
健常者の中隔側（心尖および体部）の曲率は拡張期における凹面（曲率＜0）と収縮期における凸面（曲率＞0）によって特徴付けられている。これに対して肺高血圧患者は収縮・拡張両期において凹状であり、左室に向けて突出したままであるのが確認された。正常な右室では心室壁の収縮に伴う"蛇腹様"動作に伴い心体部自由壁は拡張期終末における凸面から収縮期終末においては平坦な面へと変化し、心尖部自由壁は同時期に凸面がより強調された形状へと変化した。この変化とは対照的に、肺動脈高血圧症患者においては両自由壁とも拡張・収縮両期に同様の凸状を保ったままであった。

考察
本研究は三次元モデルを元にした右室の全体および局所的な形状指標を数値化し、正常心筋と肺動脈高血圧症からくる圧負荷下における病的心筋の違いを比較した初めての試みである。この研究の結果、肺動脈高血圧症においては右室流出路、心室中隔、および心尖部自由壁の各領域において正常心筋と較べて局所的曲率の違いに病態が反映されることが観察された。
＜心室の形状の意義＞
心筋のリモデリングは、心臓の形状、大きさおよび機能の変化を伴う。左室の評価に比べて右室心筋のリモデリングに関する文献が少ないのはその複雑な形状に由来している。しかしながら、左

室の形状変化に由来する予後の悪化を示唆する数多くのエビデンスから，右室の形状もまた患者予後に関する心室径や機能とは独立した予測因子としての情報を有すると考えることができる。

＜右室の形状＞

右室収縮は３つのフェーズからなる：三尖弁の中隔方への移動からなる心室長軸方向への短縮，自由壁の中隔方向への蛇腹様短縮，そして最後に左室の収縮に伴い右室が凹状に押し出され，自由壁を中隔に沿って引き伸ばしていく。三次元に基づいた局所的屈曲解析を用いることによって右室の収縮に伴って様々な形状変化が右室壁に生じることが判明した。正常心筋においては自由壁の蛇腹様収縮は凸状から平面化し，一方で心尖部はより尖端化あるいは凸状に変化するが，肺動脈高血圧症の右室においては心室周期に限らず心室壁は凸状を保ったままであることが判明した。また，局所的な曲率が局所的壁ストレスに関連していることも判明した－曲率の半径の増大が壁ストレスに関連していることが確認されている。

結論

この研究の三次元モデルを利用した心エコー解析を元にして正常および肺動脈高血圧症の右室壁の収縮の違いを定量化することに成功した。この手法を元にしてさまざまな病態における右室の壁運動生理およびリモデリングの状況を解析することが考えられる。また，心不全治療の奏功度を測定することにも臨床応用の可能性が考えられる。

Editorial comments

本論文は現在のところ三次元計測モデルを使用して，右室の全体的・局所的各項目を計測した唯一の研究である。

この研究では，健常者と肺動脈高血圧症による圧負荷を経験している者両者の右室の収縮・拡張両期に渡る心室壁運動の三次元モデリングを行い，病的変化を数値化することに成功している。左室とは違い，右室はその複雑な形状のため，左室においては可能な球・円錐形状に単純化した計測モデルを用いることができない。この研究では右室壁各所に渡って曲率の変化を計測することにより，壁各所で生じる圧負荷からくる病的変化の違いを抽出することに成功している。

例をあげると，右室流入口（right ventricular inflow tract：RVIT）の曲率は右室駆出率（right ventricular ejection fraction：RVEF），右室容量など各指標より死亡予後の予測因子として確実性が高いであることがROC解析から確認されている。二次元エコーにて比較的診断力が確立している左室に比べて，その複雑な形状と描出の難しさから右室は長いあいだエコー下における病態の診断・解析の研究が遅れていた。三次元解析の導入により，これまで不可能であった様々な壁運動の測定を行うことが可能になり，今後の右室の心不全による影響の精査への応用が期待できる。

この三次元エコーによる右室の壁運動の研究はまだ未開拓分野であり，今後，成人心奇形などさまざまな病態への応用を考えられる。また，本研究で使われているTomtec社の画像解析ソフトウェアは，筆者の実際の使用感からも心内腔の描出が簡易であり，解析の簡便性に優れている。これは，右室のみにとどまらず左心耳血栓の評価など，さまざまな分野での応用の可能性という意味において将来性を期待させる技術であり，それを初めて科学的に検討したという点にも本研究の意義があるといえる。

一心拍三次元エコーを使った右室圧・容量負荷患者における心室定量化の正確性と再現性は？

前向き横断研究

Accuracy and Reproducibility of Right Ventricular Quantification in Patients with Pressure and Volume Overload Using Single-Beat Three-Dimensional Echocardiography.

Knight DS, Grasso AE, Quail MA, et al.
J Am Soc Echocardiogr 2015；28（3）：363-74.

目的

ディスク加算型の三次元エコー評価とは違い，一心拍三次元エコーは高容量画像データを高ボリューム・レートにて，一心拍周期にて捉えることができる。これは，三次元エコー評価を行う際に問題となるスティチング・アーティファクトやそれを回避するための呼吸停止時間を短縮することができるという観点から有用である。本研究の目的は，一心拍三次元エコーを用いて後天的に右室圧・容量負荷を受けている成人患者の右室機能評価に関して正確性・反復再現性を検討することである。

方法

2D，3Dおよび心臓MRI検査を受けた被験者100人に前向き横断研究を用いて右室機能評価の各指標を比較検討した。患者の内訳は肺高血圧が49人，カルチノイド心臓病が20人，心臓に影響がない転移性カルチノイド腫瘍患者が11人，および健常者20人である。検査結果の査定は2人の研究員によって行われ，反復検査による画像描出および観察者内・間の再現性について被験者20人のデータを用いて検討した。

結果

全被験者の96％において平均ボリュームレート32-45 volumes/secで取得可能であった。Bland-Altman解析の結果，拡張期終末（－2.3±27.4 mL）と収縮終末期（5.2±19.0 mL）の両方において三次元エコーと心臓MRIの評価間に良好な一致があることがわかった。この中でも，三次元エコー解析が心拍出（－7.5±23.6 mL）と心駆出率（－4.6±13.8％）が過小評価される傾向にあることも判明した。さらにサブグループ解析においては容量評価において過小評価の傾向があることが判明した。この観察結果は健常者において特に顕著であることが判明している（拡張終末期，－11.9±18.0 mL；心拍量，－11.2±20.2 mL）。Receiver operating characteristic曲線解析の結果，肺高血圧患者における右室機能不全の評価においては，三次元エコーによる駆出率の評価が二次元エコーに比して有意に優れていることが判明した（感度94％；特異度88％；曲線下面積0.95；p＝0.031）。観察者間反復試行バイアスに関しては右室容量の過小評価が見られた（拡張期終末期量－12.5±28.1 mL；心拍出量－10.6±23.2 mL）。

考察

本研究は圧・容量負荷を受けている右室機能を三次元エコーを使用して精査したもっとも大きいスタディである。右室の心室拡大は圧負荷および容量負荷双方で起こるが，右室機能は容量負荷下では比較的保たれることがわかっている。しかしながら，カルテノイドに合併した心臓疾患患者で見られる三尖弁異常などを併発した患者群ではどこまで右室機能が保たれるかなどの臨床上の疑問は依然として残っている。また，従来二次元エコーが広範囲に使用されてきたが，右室機能の評価

項目として一般的な三尖弁輪収縮移動距離（tricuspid annular plane systolic excursion）などでも肺高血圧患者における右室駆出率評価の感度が低いことが判明しているなどその有用性には限界がある。

しかしながら，心臓エコー検査による右室機能評価は心臓 MRI より安価に試行でき，またその便宜性において優れている。本研究で試みている三次元エコーの評価手法は一心拍で行うため，従来の三次元エコー描出に比べてスティッチング・アーチファクトを回避し呼吸停止時間の短縮を実現でき，より精度の高い画像の取得が可能である。右室容量の評価においては従来の三次元エコー画像と比べても心臓 MRI の結果と合意性が高いのもこの理由によるものと思われる。三次元エコーの弱点としては，その高い時間分解能にもかかわらず，心室拡張期容量や心拍出量が過小評価されることがサブグループ解析で判明した。これは，一心拍三次元エコーの低い空間分解能からくる限界によるものと考えられる。低い空間分解能は，心筋や小柱の解像力の低下を招き，これが右室心内腔のより内側をトレースすることにつながり，結果として容量の過小評価につながるものと考えられる。この推測の裏付けとして，心室肥大や心室拡大を呈している右室においては心臓 MRI および三次元エコー両手法において，容量評価の精度が上がることが挙げられる。

結論

本研究では，一心拍三次元エコーを使用すると，圧・容量負荷下の右室各心周期の容量の評価において，臨床応用・適用することが可能であることが判明した。従来のディスク加算法を用いた三次元エコー評価に比しても一心拍三次元エコーでは心臓 MRI とのより高い合意が見られ，右室機能不全の評価においては二次元エコーと比べてより正確性であった。また，解析結果の精度に関しては，右室画像情報のフルボリューム三次元エコーデータを取得・後処理できるソフトウェアをもってしても，元となる画像描出のクォリティーがその後の結果を左右することが判明した。本研究で使用した手法は拡大心筋においてより有用であり，習熟度が反復試行の際の再現性に影響を与えることがわかっている。

Editorial comments

本研究では三次元エコーによる心室の各評価項目をゴールドスタンダードである心臓 MRI や二次元エコーと比較することにより三次元エコーの臨床上の有用性を検討している点にまず注目するべきである。三次元エコーはいまだ未開拓の分野であり，多くの評価法・項目にいかなる臨床的意義があるのかが明らかでない場合が多い。これを，エビデンスが確立している心臓 MRI や二次元エコーなどと比較検討することにより三次元エコーの臨床現場での有用性に繋げているのが本研究の科学的背景と推察できる。それと同時に，心室容量の評価に関しては三次元エコーの弱点を指摘するなど，臨床応用の際の留意点にも言及している点にも意義があるといえる。

6 止血凝固

1 凝固のモニタリング

香取 信之

Q22 音響共振を利用した血液流動性測定法は周術期のpoint-of-care凝固モニターとして活用できるか？

`前向き比較研究`

Comparison of SEER sonorheometry with rotational thromboelastometry and laboratory parameters in cardiac surgery.

Huffmyer JL, Fernandez LG, Haghighian C, et al.
Anesth Analg 2016；123（6）：1390-9.

目的

心臓外科手術を対象に，音響共振を利用した血液流動性測定法（sonic estimation of elasticity via resonance sonorheometry：SEER sonorheometry）による血液凝固能測定器 Quantra Analyzer の測定値と ROTEM および一般凝固検査を比較する。

方法

Quantra Analyzer は検査用カートリッジを機器本体に挿入して測定を行う。カートリッジ内は4区画に分かれており，それぞれに異なる試薬が含まれている。チャネル1と2には内因系活性化剤であるカオリンとカルシウムが含まれており，clot time（凝固時間）の測定に使用される。チャネル1のclot timeは新鮮凍結血漿や他の補充療法の適応を判断する指標となる。チャネル2にはカオリン，カルシウムに加えてヘパリナーゼが含まれており，チャネル1とチャネル2のclot timeを比較することで検体中にヘパリンが含まれているかどうかを判定できる。Clot time は ROTEM の INTEM および活性化部分トロンボプラスチン時間（APTT）と比較した。チャネル3には外因系活性化剤であるトロンボプラスチン・カルシウム・ヘパリナーゼが含まれており，フィブリン重合と架橋構造形成，血小板活性化の結果得られる血餅の強度（clot stiffness）を測定する。Clot stiffness からはフィブリン・フィブリノゲン機能や血小板の活性化を評価可能であり，凝固開始から7分後の clot stiffness を EXTEM の A10 と比較した。チャネル4にはチャネル3の試薬に加え，血小板の糖タンパク IIb/IIIa 阻害薬である abciximab が含まれており，血餅形成における血小板の機能が排除されている。したがって，チャネル4の clot stiffness（fibrinogen contribution）はフィブリノゲンの寄与のみを反映し，クリオプレシピテートや乾燥人フィブリノゲン製剤などのフィブリノゲン補充療法の適応を判断する指標となる。Fibrinogen contribution は FIBTEM の A10 および中央検査室でのクラウス法によるフィブリノゲン濃度と比較した。チャネル3と4の clot stiffness における血小板の寄与（platelet contribution）はチャネル3と4の clot stiffness から算出できる。両チャネルの clot stiffness の差は血餅強度における血小板の活性化・血小板数を反映する（表1）。

人工心肺装置（CPB）を使用する予定の成人心臓外科手術患者を対象とし，麻酔導入後（人工心肺前，ヘパリン投与前），人工心肺離脱前（ヘパリン抗凝固中），プロタミン投与後の3点でクエン

表1 Quantra Analyzer と ROTEM，一般凝固検査の比較

Quantra 測定項目	測定項目の意味	試薬	対応する ROTEM 測定項目	対応する 凝固検査
clot time (min)	凝固開始までの時間	カオリン，カルシウム	INTEM CT	APTT
heparinase clot time (min)	ヘパリンを中和した状態でのclot time	カオリン，ヘパリナーゼI，カルシウム	HEPTEM CT	NA
clot stiffness (hPa)	血餅強度	トロンボプラスチン，ヘパリナーゼI，カルシウム	EXTEM A A10	NA
fibrinogen contribution (hPa)	フィブリノゲン濃度を反映	トロンボプラスチン，ヘパリナーゼI，アブシキシマブ，カルシウム	FIBTEM A10	フィブリノゲン濃度（クラウス法）
clot time ratio	clot time と heparinase clot time の比。ヘパリンの影響を反映		INTEM CT と HEPTEM CT の比	NA
platelet contribution (hPa)	clot stiffness と fibrinogen contribution の差。血餅形成における血小板の寄与を反映		EXTEM A10 と FIBTEM A10 の差	血小板数

CT：clotting time（minj），A10：CT から 10 分後の clot firmness，APTT：活性化部分トロンボプラスチン時間，NA：該当なし
ROTEM の血餅強度パラメータである amplitude（mm）は以下の公式で圧力単位に変化して比較した（500×amplitude）/（100－amplitude）。

酸加全血検体 各12 mL を採取し，Quantra Analyzer，ROTEM，一般凝固検査を行った（図1）。また，Quantra Analyzer の測定値はヘクトパスカルで表されるため，振幅（mm）で表される ROTEM の血餅強度パラメータは（500×amplitude）/（100－amplitude）という公式で圧力に変換した。

連続変数はシャピロ・ウィルク検定で正規性を検定し，データは中央値と四分位範囲で表した。Quantra の測定値はピアソンの相関係数（r）および決定係数（r^2），スピアマンの順位相関係数（r_s）を用いて ROTEM の測定値との相関性を検討した。また相関の程度は以下の基準で評価した：$0.00 \leq$ 相関係数（r）≤ 0.19；非常に弱い，$0.20 \leq r \leq 0.39$；弱い，$0.40 \leq r \leq 0.59$；中等度，$0.60 \leq r \leq 0.79$；強い，$0.80 \leq r \leq 1.00$；非常に強い。

結果

被検者は合計55人であり，20人が CABG，31人が弁置換術，4人が複合手術を含むその他の手術を受けた。測定上の問題などにより，検体の7.4%は解析から外れた。各パラメータの相関性を表2に示す。Clot time，clot stiffness，fibrinogen contribution，platelet contribution は対応する ROTEM パラメータと強いまたは非常に強い相関を示した。また，fibrinogen contribution は CPB 前，CPB 中，CPB 後のいずれにおいてもクラウス法によるフィブリノゲン濃度測定

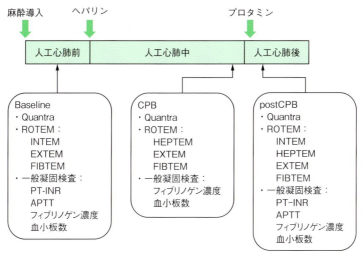

図1 検体採取点と施行検査

表2 各パラメータの相関性

	n	r	r^2	r_s
clot time/INTEM, BL	49	0.84	0.71	0.67
clot time/aPTT, BL	49	0.72	0.52	0.67
clot time/INTEM, postCPB	46	0.65	0.42	0.62
clot time/aPTT, postCPB	43	0.89	0.79	0.61
clot stiffness/EXTEM, all	136	0.84	0.71	0.87
clot stiffness/EXTEM, postCPB	47	0.87	0.76	0.90
fibrinogen contribution/FIBTEM, all	146	0.85	0.72	0.81
fibrinogen contribution/FIBTEM, post-CPB	49	0.91	0.83	0.86
fibrinogen contribution/clauss, all	127	0.73	0.53	0.66
fibrinogen contribution/clauss, BL	49	0.73	0.53	0.75
fibrinogen contribution/clauss, BL	32	0.62	0.38	0.56
fibrinogen contribution/clauss, post-CPB	46	0.77	0.59	0.66
platelet contribution/ROTEM	125	0.78	0.61	0.84
platelet contribution/platelet count	134	0.48	0.23	0.45

r：ピアソンの相関係数，r^2：ピアソンの決定係数，r_s：スピアマンの順位相関係数
BL：baseline, CPB：cardiopulmonary bypass

と強い相関を示した。Platelet contribution は ROTEM の値と高い相関を示したが，血小板数との相関は中等度であった。Clot time ratio から評価したヘパリンの検出力は感度93.4%，特異度100%だった。

考察

Quantra clot time は INTEM CT の参照正常範囲である100-240秒の間に数値が集中しており，両者の参照範囲が一致していることを表す。また，fibrinogen contribution は特にフィブリノゲン濃度が低い範囲で線形相関を示すが，フィブリノゲン濃度が高い範囲にある時はばらつきが広がる。同様の傾向は TEG でも報告されている。この研究はヒトを対象とした精度検証研究のひとつであり，測定システムにはまだ技術的な課題がいくつかある。また，今回の研究では術前に凝固障害を生じている患者はいなかったため，おおむね正常範囲内での検証しか行っていない。今後

は凝固障害を合併しやすい肝障害や腎傷害患者，大量出血・輸血を生じやすい外傷や肝移植患者での検証が望まれる

結論

Quantra Analyzerの測定値は，低いフィブリノゲン濃度での高い相関性やCPB後の残存ヘパリンの検出能，血餅強度への血小板の寄与（platelet contribution）の評価など，ROTEMで有用性が高いと考えられているパラメータと有意な相関を示した。

Editorial comments

ROTEMやTEGといったviscoelasticモニターは凝固障害の迅速診断に有用であり，心臓外科手術や肝移植など大量出血を生じやすい手術において適切な輸血療法につながることが報告されている。米国麻酔科学会やヨーロッパ麻酔科学会の輸血療法・大量出血治療ガイドラインでもviscoelasticモニターの使用は推奨されている[1,2]。これらの器機はカップの中に血液検体を注入してピンを沈め，血液凝固過程においてピンとカップの間に生じるずり応力を血餅の弾性粘調度として測定する。1948年にHartertが報告した，この測定原理は，往復運動自体が血液に機械的刺激を与えてしまうため，血液を静置した場合の凝固過程とは異なることが指摘されている[3]。

しかし，共振を利用した測定法では検体に直接ずり応力を与えることはない。血液凝固過程では液体であった血液が硬度を増して個体へと変化するため，検体に一定の周波数で振動を加えると凝固の程度によって検体の動き（振動）が変化する。強固な血餅ほど硬度が高いため，高い共振振動数を有する。したがって，共振振動数を連続的に測定することで凝固過程における血液弾性の変化と最終的な血餅の硬度を測定できることになる。

この測定法のメリットはずり応力のようには血液凝固を直接刺激することなく凝固能を測定できる点にある。また，従来のカップに検体を注入する方法では1つのカップに300～350 μLの血液が必要だが，共振法は小さな空間でも測定可能なためチャンバーを小さくすることで検体量が少なくて済むというメリットもある。

本研究ではずり応力法と共振法の相関性を検討し，相関性が高かったという結果が得られているが，その結果をもってこの器機の臨床での有用性が保証されるわけではない。現時点ではFDA承認はなく，あくまでも研究機器として臨床データを収集中の状態である。しかし，TEGの最新モデルであるTEG 6sも音響共振法を採用しており，今後この測定法が一般化する可能性はある。一方，臨床におけるpoint-of care全血凝固検査の有用性は，単に凝固異常の鑑別診断が可能というだけではなく，測定値に応じた治療アルゴリズムの導入が重要である。治療閾値の設定には臨床データの蓄積が必要であり，共振法を用いた器機がどのように活用していくのか，今後の研究の推移が興味深いところである。

1) Kozek-Langenecker SA, Ahmed AB, Afshari A, et al. Management of severe perioperative bleeding: guidelines from the European Society of Anaesthesiology: First update 2016. Eur J Anaesthesiol 2017; 34 (6): 332-95.
2) American Society of Anesthesiologists Task Force on Perioperative Blood Management. Practice guidelines for perioperative blood management: an updated report by the American Society of Anesthesiologists Task Force on Perioperative Blood Management. Anesthesiology 2015; 122 (2): 241-75.
3) Burghardt WR, Goldstick TK, Leneschmidt J, et al. Nonlinear viscoelasticity and the thrombelastograph: 1. studies on bovine plasma clots. Biorheology 1995; 32 (6): 621-30.

Q23 Point-of-care 血液凝固能検査は心臓外科手術における輸血量を減少できるか？

前向きステップウェッジ比較研究

Point-of-care hemostatic testing in cardiac surgery : a stepped-wedge clustered randomized controlled trial.

Karkouti K, Callum J, Wijeysundera DN, et al.
Circulation 2016 ; 134 (16) : 1152-62.

目的

心臓外科手術における輸血治療アルゴリズムに point-of-care (POC) 血液凝固能測定検査を組み込み，周術期輸血量や術後出血量を減少できるか否かを検証する。

方法

心臓外科手術で POC 血液凝固能測定検査を行ったことのない 12 施設が参加し，人工心肺を使用するすべての心臓外科手術を対象とした。12 病院を無作為に 2 病院ずつ第 1 から第 6 グループに分類し，研究開始から 1 カ月間はそれぞれの施設で一般的に行っている方法で治療を行った。研究開始 1 カ月後から 1 カ月ごとに 1 グループずつ POC アルゴリズム介入を導入した（図 1）。治療アルゴリズムに組み込む POC モニターは ROTEM に加え，血小板凝集能を測定可能な Platelet-Works を使用した。アルゴリズムによる治療介入はプロタミン投与後から開始し，プロタミン投与量の調整には ACT を採用した。プロタミン投与後に一定量以上の出血を認めた場合は，EXTEM，FIBTEM および PlateletWorks の結果に応じて血小板製剤（PC），クリオプレシピテート（Cryo）またはフィブリノゲン濃縮製剤（FC），4 因子含有プロトロンビン複合体製剤（PCC）または新鮮

Group 6	n=144	n=140	n=150	n=132	n=130	n=168	n=114
Group 5	n=192	n=197	n=227	n=214	n=211	n=258	n=203
Group 4	n=189	n=175	n=183	n=178	n=171	n=209	n=135
Group 3	n=136	n=121	n=122	n=136	n=115	n=146	n=135
Group 2	n=172	n=170	n=171	n=174	n=169	n=216	n=170
Group 1	n=204	n=220	n=216	n=220	n=214	n=250	n=212
Total (n=7,402)	n=1,037	n=1,023	n=1,069	n=1,054	n=1,005	n=1,245	n=969
期間	2014年10月	2014年11月	2014年12月	2015年1月	2015年2月	2015年3月	2015年4月

□ 非介入期　■ 介入期

図 1　各グループのアルゴリズム導入時期

1 グループに 2 病院を含む。

表1 POCアルゴリズム介入が輸血および出血に及ぼす効果

評価項目	非相対危険度 (95%信頼区間)	p値
赤血球製剤投与	0.91 (0.85-0.98)	0.02
血小板製剤投与	0.77 (0.68-0.87)	<0.001
血漿製剤投与	0.98 (0.86-1.12)	0.79
クリオプレシピテートまたは フィブリノゲン濃縮製剤投与	1.26 (0.94-1.69)	0.11
大量出血	0.83 (0.72-0.94)	0.004

POCアルゴリズム介入によって赤血球および血小板投与率が減少し、大量出血率も低下した。

凍結血漿(FFP)を投与した。また、この研究は実臨床における効果を検証するため、抗線溶薬や回収式自己血の投与は担当医の判断に任せ、赤血球製剤(RBC)の投与閾値もアルゴリズムでは明確に設定しなかった。さらにアルゴリズムの順守自体も推奨はしたが強制はせず、臨床医の判断に任せた。

主要評価項目は手術開始から術後7日目または退院までのいずれか早い時点までのRBC投与とし、二次評価項目は同期間に投与されたその他の血液製剤、大量出血とした。大量出血の定義は、10単位以上のRBCまたはFFPの投与、24時間以内に1,000 mL以上のドレーン出血、再手術、リコンビナント活性型第VII因子製剤(rFVIIa)の投与とした。その他の評価項目は、投与した血液製剤の単位数、入院期間、入院中の主要な合併症(急性腎障害、敗血症、胸骨感染、深部静脈血栓症、肺塞栓症、心筋梗塞、脳梗塞)とし、合併症は術後28日まで追跡した。

介入前後の患者背景比較はt検定、ウィルコクソンの順位和検定、χ^2検定の何れか適切な方法を用いて解析した。主要評価項目はポワソン回帰分析を行い、相対危険度(RR)を算出した。輸血単位数の差異は負の二項分布を用いて解析した。また主要評価項目を含めたすべての効果判定には、性別・年齢・体表面積・術前のヘモグロビン濃度・血小板数・INR・推定糸球体ろ過率などの患者因子、術式・人工心肺時間・低体温循環停止などの手術因子を交絡因子として調整した。

結果

被検者数は7,402人であり、3,555人がコントロール群に、3,847人がPOCアルゴリズム介入群に組み込まれた。POC検査は3,411人(88.7%)で実施され、RBCは3,329人(45%)、PCは1,863人(25.2%)、FFPは1,845人(22.2%)、Cryoは394人(5.3%)に投与された。血液濃縮製剤はほとんど使用されず、FCで61人(0.8%)、PCCで82人(1.1%)、rFVIIaで56人(0.8%)のみであった。大量出血は1,773人(24.1%)で生じ、740人(10.2%)に何らかの主要合併症を生じた。

POCアルゴリズム介入によってRBC投与率、PC投与率、大量出血率は有意に減少したが(RRはそれぞれ0.91, 0.77, 0.83)、FFP投与率やCryo投与率に有意差は見られなかった(表1)。また一患者当たりの同種血輸血単位数もPOC介入群で有意に減少したが、合併症や入院期間に有意差はなかった。

考察

本研究で得られた結果は、これまでに単施設で行われた規模の小さい研究の結果と比較して、輸

血量減少や大量出血回避といったPOCアルゴリズム介入の効果が小さいように見える。しかし，単施設で厳格なプロトコールで行われた研究の結果は一般化しにくく，結果自体も過大評価される傾向にある。この研究の目的は実臨床における効果を検証することであり，治療アルゴリズムの順守も強制しなかった。それゆえに本研究の結果はPOCアルゴリズム介入の効果を適正に反映しており，かつ普遍化しやすいと考えられる。

この研究はステップウェッジデザインで行われたため，最後のグループはPOC器機を扱う期間が1カ月しかなかった。そのため器機の操作やアルゴリズムに十分に慣れることができなかったために，POCアルゴリズム介入の効果を過小評価した可能性がある。また，どの程度までアルゴリズムが順守されたのか，アルゴリズムのどの部分が結果につながったのかを評価することはできない。

結論

POC凝固能検査の活用は心臓外科手術における凝固異常治療を改善する。また，臨床の現場においてより一般的にこれらの器機を使用することが支持される。

Editorial comments

心臓外科手術においてPOC凝固モニターを使用した凝固障害治療アルゴリズムを導入することが輸血量の減少につながることは1990年代から報告されている。しかし，これらの研究の多くは小規模（数十人から数百人），非無作為化，単施設研究といった限界があった。したがって，POCアルゴリズム介入が有益という結果が出ても，その治療をすべての施設で完璧に再現することは難しく，予想したほどの効果を得られないことは当然ありうる。この研究の特徴のひとつは心臓外科手術における出血治療のreal worldを想定していることである。本研究では人工心肺を使用するすべての心臓手術患者を対象とし，POCアルゴリズム自体を可能な限り単純化したうえで，絶対的な順守ではなく推奨するにとどめている。POC検査自体は88.7％の患者で実施されているので，高い確率でアルゴリズムにしたがって治療は行われていると思われるが，実際の順守の程度は分からない。また，RBC投与が主要評価項目なのにもかかわらずRBCの投与閾値となるヘモグロビン値の設定はなく，POCアルゴリズムで指定されている治療（PC, Cryo, FC, PCC, FFP）以外はそれぞれの医師・施設の判断に任されている。つまり，かなり"ゆるい"環境で研究が行われたにもかかわらず，RBC・PCの投与率が有意に低く，大量出血が少ないという結果が得られたことの意義は大きい。ただし，RBC投与率の減少は9％であり，PC投与率（23％減少）と比較すると，臨床での実感は薄いかもしれない。

心臓外科手術におけるPOC凝固モニターの効果については多くのメタ解析やシステマティックレビューでも輸血率を減少させることが報告されているが，生命予後を含めた患者の予後改善については否定的な報告もみられる[1-4]。心臓外科手術における大量出血，大量輸血が予後不良因子であることは知られているが，POCモニターの使用が予後改善に直接結びつかない点は今後の検討課題と言える。しかし輸血用血液製剤は，有限の医療資源であり，適正な輸血によって適切に凝固障害を治療し，術後の大量出血を回避できるのであれば臨床的意義はあると思われる。

1) Serraino GF, Murphy GJ. Routine use of viscoelastic blood tests for diagnosis and treatment of coagulopathic bleeding in cardiac surgery: updated systematic review and meta-analysis. Br J Anaesth 2017; 118(6): 823-

33.
2) Bolliger D, Tanaka KA. Roles of thrombelastography and thromboelastometry for patient blood management in cardiac surgery. Transfus Med Rev 2013 ; 27（4）: 213-20.
3) Whiting P, Al M, Westwood M, et al. Viscoelastic point-of-care testing to assist with the diagnosis, management and monitoring of haemostasis : a systematic review and cost-effectiveness analysis. Health Technol Assess 2015 ; 19（58）: 1-228.
4) Afshari A, Wikkelso A, Brok J, et al. Thrombelastography（TEG）or thromboelastometry（ROTEM）to monitor haemotherapy versus usual care in patients with massive transfusion. Cochrane Database Syst Rev 2011 ; 16 : CD007871.

2 血小板機能評価と臨床

石黒 芳紀

低体温とプロタミンは血小板機能障害を増幅するか？

観察研究

Point-of-care assessment of hypothermia and protamine-induced platelet dysfunction with multiple electrode aggregometry (Multiplate®) in patients undergoing cardiopulmonary bypass.

Ortmann E, Klein AA, Sharples LD, et al.
Anesth Analg 2013；116（3）：533-40.

目的

生体における人工心肺（cardiopulmonary bypass：CPB）中の超低体温による血小板の機能評価を凝集能測定器で評価すること。

低体温から回復した後の影響，プロタミンの影響についても測定することを目的とした。

方法

対象は20人の慢性肺高血圧症で肺動脈内膜摘除術を受ける患者。すべての患者はワルファリンを服用していたが，5日前までに，休薬しており，血小板機能を抑制する薬物については，何も服用していない。

通常の全身麻酔にモニタリングを行い，体温は咽頭と膀胱で測定した。500 mgのトラネキサム酸を1 g投与した後，手術終了まで500 mg/hで持続投与した。ヘパリンを400 IU/kg投与して抗凝固したのち人工心肺を確立。ACTはHemochron Jrを用いて30分ごとに測定し，480秒以上に保つよう適宜ヘパリンを追加投与した。膀胱温で20℃になるまで冷却したのちに，循環を停止し，肺動脈内膜摘除を行い，その後，復温し，必要に応じて赤血球輸血も行いヘマトクリット30%を目指した。36℃まで復温したのちにCPBから離脱し，ヘパリン1,000 IU当たりプロタミン10 mgを投与した。ACTが基準値より10%以上延長していた場合には，追加のプロタミンを投与した。

血小板機能は多電極凝集測定器（Multiplate，Munich，Germany）を用いて，全血検体を図のとおり12点で採取して測定した。温度は膀胱温を用いた。すべての検体は，患者のその時の体温で測定できるよう，測定中の温度を監視するとともに，その温度を測定中に維持できるように工夫をした。その後に，検体を37℃まで加温して，トロンビン受容体の刺激による凝集試験（TRAP試験）を行った。さらに，ヘパリン投与後とCPB離脱前の2ポイントで20 μgのプロタミンを投与してプロタミンによる影響も測定した。

すべてのマルチプレートの結果は凝集曲線の曲線下面積（area under the curve：AUC）として表記した。統計処理として，平均的なAUCで低体温による反応を表すのに一般化線形混合モデルを用いた。

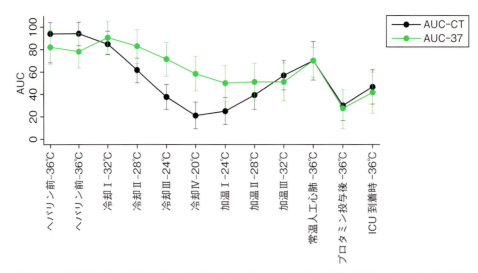

図1 血小板凝集能（周辺平均のAUC）を，その時の患者の体温で測定したもの（AUC-CT）と37℃に加温してから測定したもの（AUC-37）の比較

結果

被験者の性別は10人男性，10人女性で，平均年齢が60.4歳だった。CPBの平均時間は326分，低体温循環停止時間は33分であった。その時の患者の体温における血小板凝集は，冷却時には低下，復温時には回復するが冷却前の基準値の73%までしか回復せず，さらにプロタミン投与により56%減少し，またICU入室時には少しは回復するという経過であった。検体を37℃にして凝集を測定したものでは，実際に冷却時にそのままの体温で測定したものよりは，凝集の抑制は少なかった。復温により，体温で測定した値とほぼ変わらない値に回復したが，プロタミンの投与により，体温で測定時と同様に，凝集は62%低下し，ICUへ到着した時には有意に回復した（図1）。

体外で，プロタミンを検体に加えて測定すると，ヘパリン投与後の検体では40%，CPB離脱前の復温後の検体では68%凝集が減少した。

考察

28℃以下では実際の体温での凝集能測定と，37℃補正での測定値に有意差が生じていたことから，28℃以下においては低体温が有意に血小板凝集を抑制すると考える。また低体温による血小板機能不全については復温により一部は回復することも示した。完全には回復しなかった理由としては，人工心肺時間が長かったことや，内膜剥離の際に放出された化学物質の影響もあるかもしれない。TRAP試験は，トロンビンによる強力な刺激による凝集をみているので，実際の臨床における血小板機能を反映していない可能性もある。

結論

低体温の人工心肺で血小板凝集能は大きく障害されて，復温後も部分的にしか回復しない。さらに，プロタミンを投与することにより in vivo でも in vitro でも，血小板凝集は大きく阻害された。

Editorial comments

　血小板機能が低体温によって機能障害が生じ，復温によりある程度回復することが示されている。超低体温循環停止が20℃で行われており，この温度における機能障害を観察した点，さらには，復温後，プロタミン投与による機能障害も示した点が新しい。低体温による影響を，その他の影響と分離するために，検体を採取したすぐ後に，37℃に温めてからも測定しているが，冷却とともに，血小板凝集能は低下するが，37℃に復温して測定しても，ある一定のところまでしか回復していないことが示されている。これは，いったん，冷却された血小板の機能はすぐには元どおりのレベルまでは回復しない，あるいは，人工心肺など低体温以外の影響により，障害された状態が継続することを示している。

　被験者数が比較的少数ではあるが，測定結果の傾向はよく一致しており，統計学的な有意差も出た結果が得られている。

　実験結果をよくみると，低体温による血小板凝集能障害について，有意差はないまでも傾向としては温度の低下に比例して障害の程度が大きくなること，またこの影響が37℃に戻して測定しても部分的にしか回復できないこと，また，その回復の程度も低体温になるほど悪化していることが示されている。復温して，ある程度の機能が回復した後にプロタミン投与すると，劇的に再び障害されていることも印象的である。これはTRAP試験の結果であるために，臨床的にどれほどの意義があるかは検討の余地があるが，実臨床においてもプロタミン投与後の血小板凝集能低下は十分に考慮する必要があるかもしれない。プロタミンの投与方法による影響の比較，あるいは，追加投与した際の影響，さらには，低体温に晒さなかった際のプロタミンの影響なども知りたいものである。

Q25 チカグレロルの妥当な術前休薬期間はどのくらいか？

後ろ向き観察研究

Coronary artery bypass grafting-related bleeding complications in patients treated with ticagrelor or clopidogrel: a nationwide study.

Hansson EC, Jidéus L, Åberg B, et al.
Eur Heart J : 2016 ; 37 (2) ; 189-97.

目的

　過度な出血は冠動脈バイパス術（CABG）の予後を悪くするため，現在のガイドライン上では，急性冠症候群（ACS）の患者でクロピドグレル，チカグレロルを投与されている患者では，CABG術前5日間の休薬を推奨している。短めの休薬は塞栓症の発症リスクを低下させるが，出血のリスクは増やす可能性があるので，手術前の休薬期間を短縮することで，出血合併症が増えるかどうかについて，2剤の比較をした。

方法

　対象は2012年から2013年にスウェーデンのACS患者で抗血小板薬2剤併用療法を行っている患者。アスピリンとチカグレロル内服群（1,266人）とアスピリンとクロピドグレル内服群（978人）。

主要出血合併症（出血死，出血による再手術，頭蓋内出血，手術48時間以内での5単位以上の赤血球輸血，術後24時間のドレーン出血が2,000 mL以上）の発生率を調べた。

結果

主要出血合併症の発生率は，薬物を手術前24時間以内に休薬した場合には，チカグレロル38％，クロピドグレル31％だった。チカグレロル群内で，休薬期間が72〜120時間の群と120時間以上の群では差がなかった。対して，クロピドグレル群では72〜120時間の休薬群では，120時間以上休薬した群と比べて，有意に出血が多かった。全体としてチカグレロルの主要出血合併症発生率はクロピドグレル群と比べて少なかった（12.9％対17.6％）

結論

どちらの薬剤も手術前24時間以内の休薬では出血の合併症が多かったが，チカグレロルでは，3日前からの休薬と5日前からの休薬とでは差がなく，また全体としての出血合併症がチカグレロルの方が少ないことから，チカグレロルのDAPTは術前3日の休薬でも問題ないことが示唆される。

Editorial comments

チカグレロルは日本では2016年に認可されたばかりの新規抗血小板薬である。血小板のADP受容体（P2Y$_{12}$）を直接的かつ可逆的に阻害することで効果を発揮し，作用発現に肝臓での代謝活性化を必要としないため，早期からの血小板凝集阻害作用が得られ，投与終了後には速やかに作用が消失することが特徴である。さらに，代謝酵素の遺伝子多型による影響を受けず，効果の患者個体差が少ないのが特徴であり，今後，日本でも広く使用されることが予想される。ADP受容体阻害薬は，血栓性合併症を強力に抑制するが，休薬期間が短いと手術における出血性の合併症が増える。現在のガイドラインでは，ACS患者のCABG術前に投与されたクロピドグレルとチカグレロルでは休薬期間は5日，プラスグレルでは7日の休薬期間をとることが推奨されている[1]。しかし，実際にこの推奨休薬期間を守ることで，虚血の合併症が増えないか，あるいは，出血をこの期間で本当に減らせるのかなどの疑問も多く，そもそも，ACS患者では，発症して5日以内に緊急CABG手術を行うことが多いことも考えると，この推奨は現実的ではない。よって，どのくらいの休薬期間が妥当なのかはいまだ議論が多いなかで，本研究の結果は，決定的な結論を導くものではないものの，臨床上では有用な指針になるだろう。

別の報告では，チカグレロル内服患者では，2日以内の休薬では，アスピリン単独服用群に比べて出血合併症，血小板輸血量が増えたとの報告がある[2]ので，3日（72時間）より短い休薬期間は妥当ではないが，今後は，さらなる多施設研究により理想的な休薬期間が見出されることになるだろう。また今回の研究では検証されていなかったが，実際の臨床では，休薬期間の短縮に伴い，出血リスクを減らす目的で，血小板機能テストの有用性[3]が増すことになるかもしれない。

1) Task Force members ; Windecker S, Kolh P, Alfonso F, et al. 2014 ESC/EACTS Guidelines on myocardial revascularization : The Task Force on Myocardial Revascularization of the European Society of Cardiology（ESC）and the European Association for Cardio-Thoracic Surgery（EACTS）Developed with the special contribution of the European Association of Percutaneous Cardiovascular Interventions（EAPCI）. Eur Heart J 2014 ; 35 (37) : 2541-619.
2) Gherli R, Mariscalco G, Dalén M, et al. Safety of preoperative use of ticagrelor with or without aspirin compared with aspirin alone in patients with acute coronary syndromes undergoing coronary artery bypass graft-

3) Mahla E, Suarez TA, Bliden KP, et al. Platelet function measurement-based strategy to reduce bleeding and waiting time in clopidogrel-treated patients undergoing coronary artery bypass graft surgery : the timing based on platelet function strategy to reduce clopidogrel-associated bleeding related to CABG (TARGET-CABG) study. Circ Cardiovasc Interv 2012 ; 5 (2) : 261-9.

Q26 血小板減少による出血はフィブリノゲンで代償できるか？

後ろ向き観察研究

Fibrinogen levels compensation of thrombocytopenia-induced bleeding following cardiac surgery.
Ranucci M, Baryshnikova E, Ranucci M, et al : Surgical and Clinical Outcome Research (SCORE) Group.
Int J Cardiology 2017 ; 249 ; 96-100.

背景

血小板は血栓の強度には非常に重要な要素であり，血小板数の減少により，血栓強度が減少することはよく知られている．心臓手術中，人工心肺の影響で血小板数が減少した状態で，血栓強度をフィブリノゲンにより補強できるかどうかは，これまで調査されていなかった．

方法

イタリアの単施設における2012-2015年における成人のデータから，血小板数減少した（ICUに到着した時の血小板数が100,000/μL以下と定義）445症例を抽出した．フィブリノゲン値に応じて，3群に分割し，フィブリノゲン濃度が低い方から1/3の患者を低フィブリノゲン群(LF)，その次の1/3の患者をフィブリノゲン中間群(IF)，もっともフィブリノゲンが高い患者群を高フィブリノゲン群（HF）とした．

左室駆出率，ヘマトクリット値，クレアチニン，主な併存疾患，緊急か否か，再手術かどうか，術前の凝固テスト，抗凝固薬等の薬物，術式，人工心肺の時間，術後12時間のドレーン出血量を分析した．出血量が多い場合には，輸血あるいは再開胸を行った．術後のトロンボエラストグラム（TEG）のデータがある場合には，そのデータの解析も行った．

手術は32-33℃の中等度低体温の人工心肺を用いて，回路は80％ゼラチン，20％THAM溶液の混合で充填し，最低でもヘマトクリット値が26％を下回らないようにした．抗凝固は未分画ヘパリンを投与してACTが450-480秒になるようにし，ヘパリン初期投与量と等量のプロタミンで中和した．すべての患者は，人工心肺前に15 mg/kgのトラネキサム酸を投与された．

赤血球回収装置は，再手術の際のみルーチンで使用した．人工心肺終了時には回路残血はすべて返血した．血液製剤の使用は，標準凝固検査またはTEGの結果により，標準プロトコールに則って行われた．

結果

抽出した445人のICU到着時の血小板数は，フィブリノゲン値に応じて，明らかな差があった．LF群では，81,000/μL，IF群では85,000/μL，HF群では88,000/μLであった．よって，プロペンシティマッチングを行い，各群での血小板数が同等になるように調整した．これによって，39人が除外されて，最終的な対象数が406人となった．

最終的なグループ分けの結果，LF群のフィブリノゲン値は中央値170 mg/dL，IF群は215 mg/

dL，HF 群は 280 mg/dL であった（p＜0.001）。それぞれの群の血小板値は，それぞれ，82,000，84,000，86,000/μL であったが統計的な有意差はなかった。

術後のチェストドレーンの出血量は，各群間に有意差があり，それぞれ，中央値は LF 群 487 mL/12h，IF 群 350 mL/12h，HF 群 300 mL/12h であった。赤血球製剤の輸血率には差がなかったが，新鮮凍結血漿の輸血率は，LF 群で有意に多く（18.4% vs IF 群 7.9%，HF 群 9.2%），血小板輸血率は群間で有意差があった（LF 群 23.5%，IF 群 16.5%，HF 群 10.7%）。重大な出血は，LF 群で 9.6%，IF 群で 6.5%，HF 群で 5.3%にみられ，再開胸率は，それぞれ 4.4%，3.6%，1.5%だったが有意差はなかった。

フィブリノゲン値が，エンドポイントに独立して関連しているかどうかを，交絡の可能性がある因子を含む多変量解析で検討した結果，フィブリノゲンが，術後出血，FFP，血小板輸血への独立予測因子として残った。TEG を測定した中で，HF 群に入っていた患者では，有意に，血栓形成時間が短く，また強度も高かった。

血小板数が 80,000/μL 以下になった 146 人の患者で，サブグループ解析を行ったところ，HF 群に入っていた患者では有意に術後出血が少なく，また再開胸率も，また重大な出血も有意に少なかった。

考察

血小板とフィブリノゲン製剤の投与による血栓強度の比較を行った動物実験では，フィブリノゲン製剤の投与が有意に血栓強度を上げることが示されていた。また，*in vitro* の実験でも，血小板が少ない状態で，フィブリノゲン濃度を上げることで，血栓強度を高めることができることが示されていたが，非臨床的な濃度での実験が多かった。

臨床研究としては，過去に，大動脈手術で血小板が減少した患者にフィブリノゲンの補充を行い 260 mg/dL 程度にしたところ，血小板数減少の影響を補完できたことを示唆したものがあったが，症例数として 15 人に対してのデータであった。

こうした過去の研究結果と本研究結果も矛盾するものではない。

結論

フィブリノゲン濃度が高いと，血小板数減少による脆弱な止血能を補完できること，血栓強度も補強されることが明らかになった。新たにフィブリノゲンを投与することを検証してないが，血小板減少により出血している患者のフィブリノゲン濃度を回復させることは，出血を抑えて血小板輸血を回避できるひとつの方法である，という仮説を提起できるかもしれない。

Editorial comments

本研究では，あくまで，フィブリノゲンを投与して，フィブリノゲン濃度をコントロールした研究ではないので，フィブリノゲン濃度によって 3 群に分けているものの，各群の血小板数もフィブリノゲン濃度に比例している傾向は避けられていない。しかし，過去の基礎研究データなどとも反するものではなく，結論に提起された仮説も将来肯定される可能性は高いと思われる。血小板輸血が必要と思われる症例でも入手困難な場合などでは，フィブリノゲン製剤の投与などでフィブリノゲン濃度を上げることで血栓強度を補完できる可能性を示したことは日常臨床においても意義が大きいと思われる。

3 凝固のメカニズム

中嶋 康文

血液中の血小板転写産物の役割とは？

The role of circulating platelet transcripts.
Clancy L, Freedman JE.
J Thromb Haemost 2015；13（Suppl1）：S33-9.

要約

血小板の重要な機能として，古典的な止血凝固機能に加えて，炎症病態に影響を及ぼすことが広く知られるようになったが，近年，血小板の種々の役割に，新しい概念が報告されている。血小板には，転写産物のRNA〔メッセンジャーRNA（mRNA），マイクロRNA（miRNA）〕が存在し，炎症や免疫に関連する病態を修飾することで，特定の疾患に関与していることがあげられる。その機序として，活性化した血小板から放出された血液中の血小板転写産物が，血管内皮細胞や白血球に転移し遺伝子の発現に影響を及ぼすことで，止血凝固機能だけでなく，血栓症，感染症，悪性疾患，全身炎症性疾患に，広く関与している可能性がある。

血小板内のRNA量

血小板は母細胞の巨核球の破片とされている。一般に，骨髄内にある巨核球が4-5日間の成熟過程において，仮足を骨髄内の血液洞に伸展させることで，血液中に放出される。血小板の産生は，各々の巨核球がその後の7-10日間で，3,000-4,000個の血小板を産生する。血小板は，血液中に7-10日間循環したあと，肝臓や脾臓でクリアランスされる。血小板は，無核のため，細胞内容物は，本質的に定常状態にあると考えられてきた。しかし，血小板内には，転写翻訳機構を担う細胞内情報伝達系がすべて整っていることがわかってきた。最近のシーケンサーを用いた研究では，血小板内にはおおよそ9,500種類度の転写産物の存在が報告されている。また，血小板内には，スモールRNAも多数含まれており，その80％がmiRNAであることがわかった。さらに40種類の新しいmiRNAを含む492種類のmiRNAが血小板内に存在することも報告された。

また，巨核球から受け取る血小板内のmRNAの量を解析すると，mRNAが特異的に選択されていることから，必ずしも母細胞の巨核球と同じ性質を反映しているわけではないことがわかった。たとえば，血小板凝集が起きやすい血小板では，特異的なmRNAとmiRNAの発現が見られた。また，血小板内の炎症に関連する転写物の増加が，体脂肪率と関連していたり，自己免疫疾患と関連している報告もある。また最近の報告では，血小板内のmRNAやmiRNAが年齢依存的に発現していることや，性差があることも報告されている。また，鎌状赤血球症や，心筋梗塞，灰色血小板（gray platelet）症候群，血小板増多症の患者に特異的なRNA発現についても報告されている。

血小板内RNAの役割

血小板内には，転写翻訳機構を担う細胞内情報伝達系が存在することが発見され，血小板内の

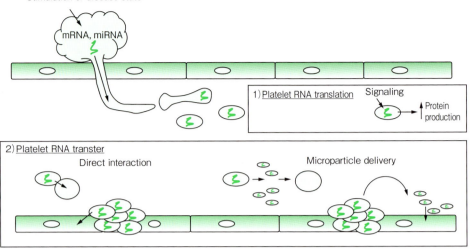

図1　血小板由来RNAの役割
1) 血小板の働きの1つとして，ある腫の病態において血小板内の転写産物が，他の血管内の種々の細胞で翻訳されることで，蛋白発現を修飾する。
2) 細胞間の直接の相互作用のほか，血小板由来マイクロパーティクルを介して血小板由来転写産物が輸送される。

RNAは，機能変化のためや，微小環境の変化に対応するため，蛋白合成を行うことができる。LPS刺激により，血小板内mRNA（前駆体を含む）を通して翻訳され，IL1β蛋白の産生が増加するとの報告や，血小板内miRNAネットワークが血小板表面のP2Y12受容体の発現を制御することで，血小板凝集に影響を及ぼすとの報告がある。また最近の血小板のプロテオームとトランスクリプトーム解析では，10-30％の血小板内mRNAが，蛋白質レベルで発現していないことがわかった。

血小板内RNAの移送

血小板には幾つかの細胞間コミュニケーション系があり，細胞にある開放小管系（open canalicular system）を通じて，直接細胞間を移送する場合と，分泌されたマイクロパーティクルやエクソソームを通じて，間接的に物質が移送される場合がある（図1）。

炎症病態におけるいくつかの基礎研究において，血管内皮細胞および白血球内に血小板由来のmRNA，miRNAが移送されることで，炎症が増幅することが報告されている。また，臨床研究における傍証としては，心筋梗塞の血栓部位における血小板内において，いくつかのmiRNAの発現が低下するとの報告があることは，血小板内RNAが細胞外に移動していることを示す。

特定の疾患との関連性

血小板細胞内のRNA発現解析をすることで，特定の病態と関連していることがわかってきた。ひとつの考え方として，ある疾患になると，巨核球が特定のRNAを血小板に移送することで，病態特異的に，血小板が反応できるようになっている可能性がある。しかし，単に病態に反応して，RNAが増幅しているだけで，血小板の機能とは関係しないことも考えられるが，仮に後者の場合でも，疾患のバイオマーカーとしてRNA量が有用である可能性がある。実際，今までの研究により，特定のmRNAやmiRNAが血小板の機能や蛋白質発現と関係しているとの報告がある一方で，病態の進行度を示すバイオマーカーとして有用であるとの報告もある。

結語

血管損傷，炎症，感染病態において，血小板の新しい働きとして，血小板細胞のmRNAやmiRNAが，細胞間コミュニケーションのツールとして，宿主細胞側の表現系を変化させることで，病態に関与する可能性がある。

Editorial comments

従来より血液細胞，および血管内皮細胞間の相互作用が炎症，凝固機転に関与していることも知られている。今回は，その機序として各々の細胞間の発現蛋白質レベルでの相互作用だけでなく，血小板の miRNA または mRNA が，血液細胞，内皮細胞に取り込まれることで細胞内の蛋白質発現に影響を及ぼす可能性を示唆した総説を紹介した。

特に，以前よりゲノムのノンコーディング領域に何らかの機能があることが示唆されてきた。その中で，従来の分子生物学のセントラルドグマの概念を改編する現象である遺伝子干渉により蛋白の発現が変化することがわかり，ゲノムのノンコーディングを含んだ領域より内在性に発現したmiRNA が蛋白発現を修飾させることで，種々の疾患に関与していることがわかってきた[1]。

1) Bijak M, Dzieciol M, Rywaniak J, et al. Platelets miRNA as a prediction marker of thrombotic episodes. Dis Markers 2016 ; 2016 : 2872507.

Q28 静脈性血栓塞栓症における NETs の新しい役割とは？

症例対照研究

Circulating nucleosomes and neutrophil activation as risk factors for deep vein thrombosis.
van Montfoort ML, Stephan F, Lauw MH, et al.
Arterioscler Thromb Vasc Biol 2013 ; 33 (1) : 147-51.

目的

好中球細胞外トラップ（neutrophil extracellular traps : NETs）形成と，その構成物であるヌクレオソームは，凝固の活性化の起点となり，深部静脈血栓症の原因になることが動物実験で知られている。しかし，臨床データに関する報告はない。

方法

150 人の症候性静脈性血栓塞栓症の患者と，195 人の静脈性血栓塞栓症のない患者で，血中ヌクレオソームと好中球エラスターゼ-α1 アンチトリプシン複合体の濃度の症例対照研究を行った。ヌクレオソーム ELISA：ヒストン 2 A，ヒストン 2B，二重鎖 DNA を認識する抗体を用いて，血中ヌクレオソーム濃度を測定した。
好中球活性：血中好中球エラスターゼ-α$_1$ アンチトリプシン複合体濃度を ELISA で測定した。

結果

血中ヌクレオソーム（図 1A）および血中好中球エラスターゼ-α1 アンチトリプシン複合体（図 1B）いずれもが上昇している場合，コントロール群と交絡因子（悪性腫瘍，喫煙，最近の身体活

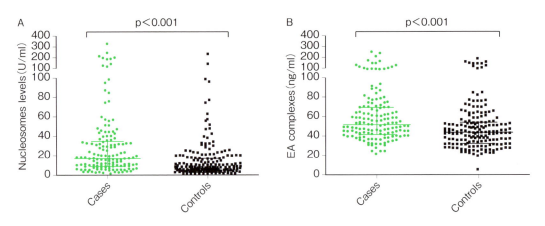

図1 症候性静脈性血栓塞栓症の患者とコントロール群の患者の（A）血中ヌクレオソーム濃度と（B）血中好中球エラスターゼ－α₁アンチトリプシン複合体濃度

動，最近の入院歴）を調整後も，深部静脈血栓症の可能性が3倍上昇した。また，深部静脈血栓症のリスクは，これらの血中濃度依存性に上昇した。

結論

この研究により，血中ヌクレオソームや好中球活性が深部静脈血栓塞栓症の存在に関連があることがわかったので，今後の治療や予防に役立つかもしれない。

Editorial comments

　好中球は，免疫において最前線の役割を果たす以外に，凝固系にも関与しており，多数の全身性疾患に関与していることがわかってきた。そのきっかけとなった研究では，電子顕微鏡下に，LPSの存在下で好中球より放出される線維様の物質が観察され，これが未凝集のクロマチンであることがわかった。またこれらが，細菌を捕捉することで，好中球の殺菌作用を補助することもわかり，この生体防御現象は好中球細胞外トラップ（NETs）と命名された。その後，既知の細胞壊死やアポトーシスとは異なるこの細胞死のような現象（NETosis）は，静脈性血栓塞栓症，敗血症，外傷，がん転移や自己免疫疾患の全身性疾患に関与していることが，知られてきた。

　静脈性血栓塞栓症発症のひとつの機序として，好中球の活性化と，それに伴うNETsの関与の可能性が示唆されている。急性感染症において，宿主の細菌除去のための自然免疫系現象であるNETsは，血栓形成の引き金になる。この機序は，Immunothrombosisと命名されている。つまり血栓形成が，血管内の免疫反応でもあるので，Immunothrombosisが，①病原を血管内で捕捉し，②微小血栓を形成することで，他の組織への侵襲を阻害し，③局所に病原を捕捉することで，自然免疫細胞の易攻撃性を高め，④他の免疫細胞を集積する役割を果たす。

　しかし，敗血症や自己免疫疾患等で，これらが正常に動作しない場合，大循環および微小循環において，病的血栓症が発症する可能性がある。

　NETosisは，当初，病態的なものと考えられてきたが，健康成人でも，激しい運動中などで起き，血中にcell free DNA（cfDNA）が上昇することが知られているが，DNAseも上昇することで恒常性

が保たれている。一方で，この制御が破綻すると，さまざまな病態が発生する。過去の文献では，心筋梗塞患者の血栓内，外傷患者の血中，急性肺障害患者の微小血栓，化学療法患者の血中内に，NETsやcfDNAの存在が確認されている。哺乳類を用いたバルーン閉塞による腸骨動脈血栓形成モデルでは，血中のNETsが上昇することが報告された。また，臨床研究においても，症候性の静脈性血栓塞栓症患者において，cfDNAやミエロペルオキシダーゼの上昇が認められ，D-dimerやWellsスコア等の従来のマーカーとの相関がみられたとの報告もある。ただ現在のところ，NETsが静脈性血栓塞栓症において，例えばトリガーまたは増幅の役割をするのか，詳細はわかっていない[1]。

1) Kimball AS, Obi AT, Diaz JA, et al. The emerging role of NETs in venous thrombosis and immunothrombosis. Front Immunol 2016 ; 7 : 236.

4 ヘパリン・プロタミンの臨床

木倉 睦人

Q29 ヘパリン・プロタミン滴定器は止血管理に有用か？

無作為比較試験

Anticoagulation management during multivessel coronary artery bypass grafting : a randomized trial comparing individualized heparin management and conventional hemostasis management.

Hoenicka M, Rupp P, Müller-Eising K, et al.
J Thromb Haemost 2015 ; 13（7）: 1196-206.

目的
周術期の凝固系検査，術後出血量，輸血量についてヘパリン・プロタミン滴定器を使う滴定法と伝統的な抗凝固管理を比較すること。

方法
冠動脈バイパスグラフト手術（CABG）を受ける患者 120 人を対象とした。無作為に，①伝統的な抗凝固管理群（対照群），②ヘパリン・プロタミン滴定器（HMS Plus 4.0, Medtronic, Ireland）を使用する群（滴定群）に分けた。ヘパリンとプロタミンの使用量，術後出血量，輸血量，血小板数，トロンボエラストメトリーを含む凝固系検査について比較した。

結果
対照群に比べ，滴定群のヘパリンの初回投与量は有意に少なかったが，総投与量には差がなかった。対照群に比べ，滴定群のプロタミン量は有意に少なかった。集中治療室入室時において，滴定群の活性化部分トロンボプラスチン時間，活性化凝固時間（activated clotting time : ACT），INTEM 凝固時間は対照群よりも有意に延長した。対照群に比べ，滴定群の術後 12 時間の出血量と凝固因子製剤の投与頻度は有意に多かった。両群間のプロトロンビン時間と血小板数に有意差はなかった。

考察
本研究において［プロタミン］/［ヘパリン総投与量］の最良比は 0.73 であったが，滴定群では 0.54 と低くプロタミンの投与不足が考えられる。検査データの詳細な分析からヘパリン・プロタミン滴定器はプロタミンの必要量を過少評価することがわかった。よって，プロタミンの投与不足が残存ヘパリンとヘパリンリバウンドによる術後出血量を増やしたと考えられる。

結論
ヘパリン・プロタミン滴定法は伝統的な抗凝固管理と比較して利するところがない。

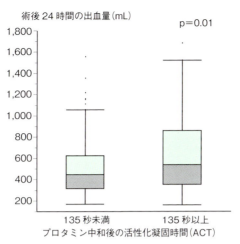

図1 プロタミン中和後の活性化凝固時間（ACT）と術後24時間の出血量（中央値と四分位範囲）

ACTが135秒以上では有意に出血量が多い（p=0.01）。（文献1の再解析より）

Editorial comments

　心臓血管外科手術の止血管理において，「[プロタミン]/[ヘパリン総投与量]」の最良比は0.73である」という本論文の知見は特筆すべきである。本論文の副産物ともいえるが，この重要な結果はわれわれの診療業務にすぐにも役立つものであろう。

　J Thromb Haemostは血栓止血学領域の専門誌の中でも論文掲載の難易度はきわめて高い。本論文は無作為比較試験でありよいエビデンスレベルにある。本論文の「ヘパリンの初回投与量：0.35 mL/kg，ACT：400秒以上，プロタミンの初回中和量はヘパリンの初回投与量と等量」はわが国の慣習的な抗凝固管理に近い。よって，われわれの日常診療におけるプロトコールの妥当性が明確に示されている。臨床研究ではあるが，フィブリノゲン，アンチトロンビン，凝固因子（Ⅱ，Ⅴ，Ⅷ，Ⅹ），血小板機能，トロンボエラストメトリーなど，血液凝固系の詳細な分析から結論が導かれている。ヘパリン・プロタミン滴定法にとってターニングポイントとなる重要な論文である。

　本論文において対照群患者の75％の術後ACTは135秒未満であった。われわれが以前に報告した臨床研究のデータを再解析すると，図1のようにプロタミン中和後のACTが135秒以上では術後24時間の出血量が有意に多い[1]。本論文は，伝統的な抗凝固管理の優越性を確認しただけではない。さらに，[プロタミン]/[ヘパリン総投与量]比：0.73と術後ACTの正常化（例：135秒未満）という2つの条件が止血の質をさらに向上させる可能性をも示唆している。

1) Kawashima S, Suzuki Y, Sato T, et al. Four-group classification based on fibrinogen level and fibrin polymerization associated with postoperative bleeding in cardiac surgery. Clin Appl Thromb Hemost 2016 ; 22 (7) : 648-55.

術前のアンチトロンビン投与はヘパリン抵抗性を予防するか？

無作為比較試験

Preoperative antithrombin supplementation in cardiac surgery: a randomized controlled trial.
Ranucci M, Baryshnikova E, Crapelli GB, et al.
J Thorac Cardiovasc Surg 2013 ; 145 (5) : 1393-9.

目的

心臓手術においてアンチトロンビンの術前投与はヘパリン抵抗性を予防するかどうかを調べること。術後のアンチトロンビン値と臨床的な転帰についても調べる。

方法

心臓手術を受ける患者200人を無作為にアンチトロンビン群と対照群に分けた。アンチトロンビン群では120％の活性値を目標として術前にアンチトロンビンが投与された。ヘパリン抵抗性の定義は「ヘパリン0.4 mL/kgを投与しても活性化凝固時間（ACT）450秒を超えない，またはヘパリン0.1 mL/kgの追加投与でACT：450秒以上を維持できない」とした。

結果

対照群に比べ，アンチトロンビン群では術後のアンチトロンビン活性が58％未満の症例はなく（0％ vs. 26.6％，p＝0.001），ヘパリン抵抗性の頻度は有意に低かった（17％ vs. 38.2％，p＝0.001）。対照群に比べ，アンチトロンビン群では術後12時間の出血量（mL，中央値：四分位範囲）が有意に多かった（350：100-1,875 vs. 450：50-1,950）。しかし，両群の輸血量には有意な差がなかった。臨床的な転帰や安全性には有意差が認められなかったが，アンチトロンビン群では術後合併症の発生が高い傾向があった。

考察

アンチトロンビン群では術後のアンチトロンビン活性が95％を超える症例があった。これはアンチトロンビンの過剰投与の結果であり，術後合併症が増加した一因と考えられる。アンチトロンビン活性が低いと血栓リスクが上昇し，活性が高いと出血リスクが増加する。術後のアンチトロンビン活性（横軸）と集中治療室の在室日数（縦軸）にはU字型の関係が認められる。この関係から集中治療室の在室日数が最短になるアンチトロンビン活性は70-95％であった。よって，アンチトロンビンの補充における出血・血栓リスクの正常なバランスもアンチトロンビン活性が70-95％の間にあると考えられた。

結論

アンチトロンビンの術前投与はヘパリン抵抗性を予防し，術後のアンチトロンビン活性の低下を防ぐ。しかし，出血傾向や術後合併症の増加については今後の検討課題である。

Editorial comments

ヘパリンはアンチトロンビンと結合して抗凝固作用を発揮するが，ヘパリンを投与してもACTが十分に延長しないことをヘパリン抵抗性という。

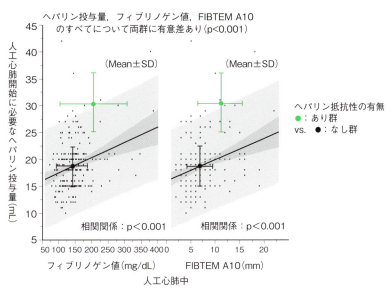

図1 フィブリノゲン，フィブリン重合とヘパリン抵抗性との関係

人工心肺を開始するのに必要なヘパリン投与量は，人工心肺中のフィブリノゲン値または FIBTEM A10 と有意に正相関する（p＜0.001，回帰直線と95％の信頼および予測区間）。ヘパリン抵抗性がある群はヘパリンの投与量，フィブリノゲン値，FIBTEM A10 のすべての項目がない群よりも有意に高い（p＜0.001）。（文献4の再解析より）

　一般にヘパリン抵抗性は4-22％にみられる[1]。以前のわれわれの研究報告においてもその頻度は21.8％であった[2]。しかし，本論文では対照群のヘパリン抵抗性は38.2％（約2-3人に1人）と一般的な頻度と比べて1.7倍も高い。本論文ではヘパリン抵抗性の頻度が高い対照群と比較したので，アンチトロンビンの予防効果に有意な結果が出たのかもしれない。また，アンチトロンビン群のヘパリン抵抗性の頻度は17％と一般的な頻度と変わらず，これはヘパリン抵抗性が解決されなかったことを意味する。一般的なヘパリン抵抗性の定義は「ヘパリン 0.3-0.5 mL/kg を投与しても活性化凝固時間（ACT）450-480 秒を超えない」である[1,2]。しかし，本論文の定義は「ヘパリン 0.4 mL/kg を投与しても活性化凝固時間（ACT）450 秒を超えない」であり，ヘパリン抵抗性の頻度がより上昇する設定と考えられる。

　アンチトロンビン群では術後の出血量が有意に多い。アンチトロンビンは抗凝固作用を持つので，補充が過剰の場合には活性が上昇し，当然ながら出血リスクは増加する。わが国ではメシル酸ナファモスタットをヘパリン抵抗性の治療薬として安全に使用できるという報告がなされている[2]。また，メシル酸ナファモスタットはアンチトロンビンよりも安価で費用対効果に優れている。

　本論文の背景には，ヘパリン抵抗性の原因はアンチトロンビン活性の低下であるという考え方が根底にある。しかし，実際にはヘパリン抵抗性はアンチトロンビン活性の低下とまったく関連していない[3]。単にアンチトロンビンの抗凝固作用を活用しているだけである。われわれの以前の臨床研究を再解析すると，図のように人工心肺開始に必要なヘパリン投与量はフィブリノゲンやフィブリン重合（FIBTEM A10，トロンボエラストメトリー）の値と有意に相関する（図1）。また，ヘパリン抵抗性がある症例群（10例，4.6％）は，ない症例群に比べてフィブリノゲンとフィブリン重合の値が有意に高い（図1）。フィブリノゲンやフィブリン重合とヘパリン抵抗性との新たな関連性が示唆される。

アンチトロンビンは日本の薬価で 2.5〜6.5 万円（500〜1,500 単位）の血漿分画製剤である。本論文では 1 症例あたり平均 9 万円（5〜20 万円）（平均 1,800 単位，1,000〜4,000 単位）のアンチトロンビンが使用されている。本論文によれば，筆頭著者にはアンチトロンビンを提供する企業連と利益相反があり，第 4，5 の著者らはアンチトロンビンを提供する Instituto Grifols, S.A の社員である。読者は利益相反を念頭において本論文の意義を判断すべきであろう。

1) 木倉睦人．ACT（活性化凝固時間）が延長しない？！ その時，あなたはどうする？—体外循環時のヘパリン抵抗性への対処法—．Cardiovasc Anesth 2012；16（1）：95-9.
2) Kikura M, Tanaka K, Hiraiwa T, et al. Nafamostat mesilate, as a treatment for heparin resistance, is not associated with perioperative ischemic stroke in patients undergoing cardiac surgery with cardiopulmonary bypass. J Cardiothorac Vasc Anesth 2012；26（2）：239-44.
3) Garvin S, Fitzgerald D, Muehlschlegel JD, et al. Heparin dose response is independent of preoperative antithrombin activity in patients undergoing coronary artery bypass graft surgery using low heparin concentrations. Anesth Analg 2010；111（4）：856-61.
4) Kawashima S, Suzuki Y, Sato T, et al. Four-group classification based on fibrinogen level and fibrin polymerization associated with postoperative bleeding in cardiac surgery. Clin Appl Thromb Hemost 2016；22（7）：648-55.

Q31 プロタミンはどの薬物よりも術中アナフィラキシーショックと関連するか？

大規模ケースコントロール研究

Intraoperative medications associated with hemodynamically significant anaphylaxis.
Freundlich RE, Duggal NM, Housey M, et al.
J Clin Anesth 2016；35：415-23.

目的
アナフィラキシーショックに関連する薬物と患者因子を同定すること。

方法
ミシガン大学病院における周術期のデータベースをもとに 2 人の医師が独立してアナフィラキシーショックの症例を同定する。アナフィラキシーショック症例を 3：1 の比率でコントロール症例とマッチングする。アナフィラキシー群とコントロール群を比較して原因薬剤と患者因子を分析する。

結果
術中のアナフィラキシーショックの頻度は 461,986 症例中 55 症例（8,400 症例に 1 症例）であった。このうち複数回の即時アレルギーは 2 回が 1 人，3 回が 1 人であった。プロタミンが術中のアナフィラキシーショックと関連する唯一の薬物であった（オッズ比：11.7，95％信頼区間 1.4-99.2；p=0.02）。アナフィラキシーの既往歴が術中のアナフィラキシーショックと関連する唯一の患者因子であった（オッズ比：77.1 95％信頼区間 10.4-567.6；p＜0.0001）。血清トリプターゼは 49％の症例で測定され，41％で陽性であった。

考察
術中アナフィラキシーショックはまれである。今までの報告とは違って，薬剤の中でプロタミンが唯一のリスク因子であった。アナフィラキシーの既往は最良の予測因子である。

Editorial comments

　心臓血管麻酔においてプロタミンはヘパリンに対する唯一無二の拮抗薬として身近な薬物である。サケ科などの魚類の精巣から得られた塩基性ポリペプチドであり，酸性のヘパリンを中和する。人工心肺離脱期に急性心不全や心停止，気管支痙攣，肺高血圧，肺水腫を伴うアナフィラキシーを誘発する注意すべき薬物である[1]。プロタミンを使用する際には，まず 2 mL を投与してアナフィラキシーが起こらないことを確認してから残量を 10 分程度かけて投与すべきである。

　プロタミンは血管拡張作用を持つと同時に，アレルギー反応のみならず，用量依存性のアレルギー様反応も引き起こすこともある。本論文は大規模なケースコントロール研究からプロタミンがどの薬物よりもアナフィラキシーショックの危険性が高いことを指摘した。他の論文として，Berroa F らの前向きコホート研究（n＝16,946）においてもプロタミンアレルギーの頻度は 468 症例に 1 例（0.21％）であり，他のどの薬物よりも高い[2]。この頻度は 1989 年に報告された Levy JH の 435 症例に 1 例（0.22％）とほとんど変わっていない[3]。今一度，われわれはプロタミンアレルギーへの対処を常に準備しておく必要性を再認識すべきである。

1) Levy JH, Adkinson NF Jr. Anaphylaxis during cardiac surgery：implications for clinicians. Anesth Analg 2008；106（2）：392-403.
2) Berroa F, Lafuente A, Javaloyes G, et al. The incidence of perioperative hypersensitivity reactions：a single-center, prospective, cohort study. Anesth Analg 2015；121（1）：117-23.
3) Levy JH. Anaphylactic/anaphylactoid reactions during cardiac surgery. J Clin Anesth 1989；1（6）：426-30.

5 DOAC

川上 裕理

Q32 心房細動患者の抗凝固薬を中止すると，脳イベントのリスクはあがるのか？

前向き非無作為化比較試験

Impact of periprocedural anticoagulation strategy on the incidence of new-onset silent cerebral events after radiofrequency catheter ablation of atrial fibrillation.
Müller P, Halbfass P, Szöllösi A, et al.
J Interv Card Electrophysiol 2016；46（3）：203-11.

目的
抗凝固薬を投与されている心房細動患者に対するカテーテルアブレーションの際に，抗凝固薬を中止することによって，微小な脳梗塞の頻度は増えるのかを評価すること。

方法
薬剤抵抗性の，症状のある心房細動患者で，初めてカテーテルアブレーションを受ける患者を対象とした。術前日に経食道あるいは経胸壁の心臓超音波検査をして，弁の異常のある患者，心房内血栓のある患者は除外した。

患者を抗凝固の状態によって4群に分類した。

Ⅰ群（直接作用型経口抗凝固薬（direct oral anticoagulant：DOAC）継続群）：DOACを入院時に内服している患者は，術当日に通常の最大量の半量投与とした。

Ⅱ群（DOAC中止群）：DOACが術開始の24時間前に中止となった患者は，持続ヘパリン静脈投与を開始し，治療の4時間前に投与を中止した。

Ⅲ群（ビタミンKアンタゴニスト（VKA）継続群）：VKAを中止せず，治療当日の国際標準比（international normalized ratio：INR）が2から3になるようにした。

Ⅳ群（VKA中止群）：治療の5から7日前にVKAを中止して，INRが2未満となるようにした。持続ヘパリン静脈内投与または低分子ヘパリンの投与でブリッジをした。ヘパリンは治療の4時間後より再開した。

治療の翌日あるいは2日後に脳の核磁気共鳴（magnetic resonance imaging：MRI）を行い，無症候性の脳イベント（silent cerebral event：SCE）の有無を調べた。また治療後の出血の有無についても記録した。

結果
192人の患者が対象となり，Ⅰ群64人，Ⅱ群42人，Ⅲ群43人，Ⅳ群43人となった。

MRIによるSCEの所見は41人（21.4％）の患者にみられたが，新たな神経学的症状のある患者はいなかった。SCEはⅠ群の12.5％，Ⅱ群の35.7％，Ⅲ群の18.6％，Ⅳ群の23.3％に見られた（p<0.05）。多変量解析したところ，持続性心房細動（オッズ比4.83）と，周術期の抗凝固薬の中止（オッズ比2.58）だけがSCEの独立危険因子であった。大きな出血を来した患者はいな

かった．

考察

心房細動に対するカテーテルアブレーションの際に，経口抗凝固薬を継続しても出血の合併症は増えず，SCE は少ない傾向があった．SCE の定義は研究によって差があり，そのために他の研究と比べて頻度に差が有る．

結論

心房細動に対するカテーテルアブレーションの際には経口抗凝固薬は継続したほうが，安全である．

Editorial comments

周術期に DOAC を継続することと中止することの安全性を比較した研究はほとんどない．心房細動に対するカテーテルアブレーションは，脳合併症のリスクが比較的高い手技であるかもしれないため，ほかの小手術でも同じように差が見られるかどうかはわからない．DOAC を中止しても明らかな脳梗塞の症状のある患者は見られなかったが，MRI による微小な病変は明らかに中止群で多く見られた．小さい手術は，DOAC を継続したまま行っても，出血は多くならないことも示された．この研究は前向きではあるが，患者の割り付けは無作為ではなく，本文中にどのように分けられたか記載されていないため，バイアスが存在する可能性はある．BRUISE CONTROL-2 研究[1]のような前向き無作為化研究の結果の報告が待たれる．

1) Essebag V, Healey JS, Ayala-Paredes F, et al. Strategy of continued vs interrupted novel oral anticoagulant at time of device surgery in patients with moderate to high risk of arterial thromboembolic events：The BRUISE CONTROL-2 trial. Am Heart J 2016；173：102-7.

Q33 ダビガトラン内服中の患者へのイダルシズマブの投与は有効か？

コホート研究

Idarucizumab for Dabigatran Reversal-Full Cohort Analysis.
Pollack CV, Reilly PA, van Ryn J, et al.
N Engl J Med 2017；377：431-41.

目的

ダビガトロバンの拮抗薬である，イダルシズマブの臨床効果を測定すること．

方法

多施設の前向きコホート研究を行った．対象は，18 歳以上のダビガトランを内服している患者で，コントロールできないあるいは生命を脅かす出血のある患者（A 群），または 8 時間以上遅らせることができない緊急の手術や侵襲のある手技を受ける患者（B 群）とした．患者は 2.5 g のイダルシズマブを 15 分間隔で 2 回静脈内に投与された．投与前のベースライン，1 回目の投与直後，2 回目の投与の 10 から 30 分後，1，2，4，12 時間後に採血し，希釈トロンビン時間，エカリン凝固時間，活性化部分トロンボプラスチン時間，非結合ダビガトラン濃度を計測した．投与後 4 時間以内の希釈トロンビン時間あるいはエカリン凝固時間から得られる抗凝固効果のリバースできた

割合を主要アウトカムとした。治療に当たる医師によって判定される止血の効果を副次アウトカムとした。

結果

173の施設で，503人の患者が対象となった（A群301人，B群202人）。このうち461人の患者で，希釈トロンビン時間またはエカリン凝固時間が延長しており，この患者が主要効果の解析の対象となった。投与後4時間以内のリバース効果の最大値の中央値は100％であった（95％信頼区間100-100）。1回目の投与の直後の採血でいずれの検査においてもリバースの効果が見られた。年齢・性別・腎機能・ベースラインのダビガトラン濃度の影響を受けなかった。非結合ダビガトランの血中濃度はほとんどの患者で24時間の間20 ng/mLであったが，投与24時間以内に20 ng/mLを超える患者が497人のうち114人いた（ほとんどが12時間後以降であった）。濃度が上がってきた患者のうちA群の10人は出血が増えた。

A群の患者の中で，脳内出血患者は止血の評価ができないため除外となったが，残りの203人のうち134人は24時間以内に止血が確認できた。B群197人のうち術中の止血は184人で正常，10人でやや異常，3人で中等度の異常と判定された。

投与後30日以内の血栓性合併症は，A群で14人，B群で10人に発生した。30日死亡率はA群で13.5％，B群で12.6％であった。

考察

ダビガトラン内服中の成人患者に対し5gのイダルシズマブの静脈内投与によって，抗凝固効果は確実にリバースされる。しかし，12時間以降に非結合ダビガトラン濃度が上昇し，抗凝固効果が再び出現することがあり，これは血管外から血管内に非結合ダビガトランが再分布するためと考えられる。

Editorial comments

現在日本で使用される直接作用型経口抗凝固薬（direct oral anticoagulant：DOAC）の中でダビガトランだけが唯一拮抗剤がある。そのダビガトランの拮抗剤イダルシズマブの臨床効果を示した研究である。イダルシズマブはダビガトランに対するモノクローナル抗体で，非常に強くダビガトランと結合する。その効果の発現は非常に早いが，12時間経つとダビガトランの血中濃度があがって再び抗凝固作用が見られることがあるので注意が必要である。

抗凝固薬を内服している患者の緊急手術の合併症のリスクはどれほど高いのか？

無作為化比較試験

Urgent surgery or procedures in patients taking dabigatran or warfarin: Analysis of perioperative outcomes from the RE-LY trial.
Douketis JD, Healey JS, Brueckmann M, et al.
Thromb Res 2016; 139: 77-81.

目的

ダビガトランを内服している患者の緊急手術での合併症の頻度を調べること。

方法

18歳以上の非弁膜症性心房細動に対し、無作為にダビガトランまたはワルファリンの投与群に割り付けて、効果・安全性を比較したRE-LY (randomized evaluation of long-term anticoagulation therapy) 研究に参加した患者のうち、抗凝固薬を中止して、緊急の手術あるいは手技を受けた患者を対象とした。患者はダビガトラン110 mg、あるいは150 mgを1日2回、あるいはINRが2-3になるようにワルファリンを内服していた患者で、緊急手術/手技が必要となったときに、抗凝固薬を中止し、医療者の判断でさらに投薬・輸血をした。緊急の手術/手技の7日前から30日後までの血栓塞栓症（脳梗塞、全身塞栓、心筋梗塞、肺塞栓など）、大出血、生命を脅かすような大出血、すべての原因の死亡を記録し、その頻度を比較した。多変量解析を行い、手術・手技が緊急か待機的か、あるいは抗凝固薬の種類の違いが、血栓や出血に与える影響を比較した。

結果

研究に参加した患者のうち、353人（2.0%）が緊急の手術/手技を、4,168人（23.1%）が待機的手術/手技を必要とした。緊急と待機的の中で、手技ではなく手術を受けた患者の割合はそれぞれ61.8%、45.1%と有意な差があり、受けた術式に違いがあった。ダビガトラン110 mg、150 mg、ワルファリンを内服している患者の緊急手術/手技際の大出血の頻度はそれぞれ17.0%、17.6%、22.9%であり、血栓塞栓症の頻度は16.1%、7.4%、10.5%で、各群に統計的に有意な差はなかった。待機的手技に比べて緊急手技の血栓症のオッズ比はそれぞれ18.4〔95%信頼区間（CI）8.9-38.1〕、7.2〔95%CI 3.2-16.4〕、11.0〔95%CI 4.9-24.7〕で、大出血のオッズ比は7.3〔95%CI 4.0-13.2〕、5.6〔95%CI 3.3-9.4〕、8.7〔95%CI 5.1-15.0〕となり、死亡率を含めどれも緊急のほうが有意に高くなった。多変量解析を行ったところ、血栓塞栓症・出血を合わせたアウトカムに影響を与えたのは緊急〔オッズ比7.49、95%CI 5.61-10.01〕、ヘパリンによるブリッジ〔オッズ比2.84、95%CI 2.17-3.72〕、クレアチニンクリアランス＜50 mL/min〔オッズ比1.71、95%CI 1.24-2.34〕、年齢75歳以上〔オッズ比1.35、95%CI 1.02-1.78〕であった。

考察

この研究は、ダビガトランとワルファリンの無作為化比較試験に参加した患者で緊急手術を受けた患者を事後分析したものである。抗凝固薬を中止はするものの、その後の投薬・輸血に関してはプロトコールがなく記録もされていない。そのため周術期の抗凝固管理については一定ではないが、緊急手術/手技では待機的手術/手技に比べて、出血のリスクも血栓症のリスクも高くなる。

結論

ダビガトランとワルファリンを内服している患者を比較して，緊急手術における合併症，死亡の頻度に有意な差はなかったが，緊急手術/手技は待機的手術/手技に比べて有意に合併症の頻度が高くなった。

Editorial comments

緊急手術におけるリスクは，どの抗凝固薬を使っていたかによっては変わらない。また，いつやめるべきか，周術期の抗凝固をどう行うのが最適なのかについても，この研究では調べられていない。出血・塞栓症の多変量解析において，受けた術式に違いがあることは考慮されていない。ペースメーカ留置や，診断的手技に比べて，手術による出血のリスクは明らかに高いと考えられ，示されたオッズ比を単純に受け入れることは賢明でないかもしれない。

6 抗血小板薬と心臓手術

尾前　毅

Q35 年齢は，アスピリンの副作用を増加させるか？

観察研究

Age-specific risks, severity, time course, and outcome of bleeding on long-term antiplatelet treatment after vascular events : a population-based cohort study.
Li L, Geraghty OC, Mehta Z, et al.
Lancet 2017 ; 390 (10093) : 490-9.

目的

75歳以上の高齢者の40-66％がアスピリンまたは他の抗血小板薬を常用しており，その半数は虚血性疾患の二次予防を目的としている．抗血小板療法は長期的な出血リスクを上昇させるが，プロトンポンプ阻害薬（proton pump inhibitor：PPI）併用によって出血のリスクは70-90％減らせる．しかし，ガイドラインでは，二次予防目的での抗血小板薬使用者に対するPPI処方を推奨していない．年齢別の出血リスクを明らかにするため虚血性疾患の二次予防目的で抗血小板薬を使用している患者の，出血リスクと虚血再発リスクを比較し，PPIを併用した場合に得られる利益を推定するための前向きコホート研究を実施した．

方法

対象は，2002-2012年に初回の一過性虚血発作（transient ischemic attacks：TIA），脳梗塞，心筋梗塞を経験し，抗血小板薬として主にアスピリンが処方されており，PPIを併用していない患者である．出血イベントは，CURE（clopidogrel in unstable angina to prevent recurrent events）出血基準に基づいて分類した．障害をもたらした出血は，退院時に機能的な自立が損なわれた状態（modified Rankin Scaleが3以上，または出血前から3以上だった患者では1ポイント以上上昇）にあり，追跡評価時点で改善が見られなかった場合とした．

結果

対象症例3,166人の患者のうち，1,094人（35％）は心筋梗塞，2,072人（65％）は脳梗塞やTIAだった．ベースラインの年齢は1,582人（50％）が75歳以上，577人（18％）は85歳以上だった．13,509人/年の追跡期間中に初回の，治療が必要な出血イベントが405件発生，うち187件は大出血だった．

大出血のリスクは70歳を過ぎると急速に上昇し，年間の大出血発生率は，85歳以上では4.1％であった．そこで75歳以上と75歳未満に分けて，年間の大出血発生率を3年後時点で比較すると，ハザード比2.73（95％信頼区間1.95-3.82）となった．10年後時点で比較するとハザード比3.10（2.27-4.24）だった．

PPIとプラセボを比較したランダム化対照試験では，抗血小板薬の治療を受けている患者にPPIを併用すると，上部消化管出血を74％減らせると報告されている．5年追跡時点の上部消化管大

出血を 1 件減らすための治療必要数（number needed to treat：NNT）は，65 歳未満では 80 人，65-74 歳では 75 人，75-84 歳では 23 人，85 歳以上では 21 人になった。致死的または障害の残る上部消化管出血の 5 年追跡時点の NNT は，65 歳未満なら 338 人だが，85 歳以上では 25 人であった。

結論

75 歳以上の患者では，アスピリンなどの抗血小板療法中の大出血のリスクは高く，特に上部消化管出血が多いため PPI の併用が推奨される。

Editorial comments

アスピリンは 1899 年に抗炎症薬として市場に登場し，現在でももっとも頻用される薬物のひとつである。脳梗塞や心筋梗塞を起こした患者には，抗血小板薬が投与されているが，長期投与により出血リスクも高まる。本試験は周術期を対象としていないが，高齢者のアスピリン服用症例には出血リスクを念頭に周術期管理を行うことも必要であろう。

Q36 アスピリンの継続は手術に影響するのか？

多施設無作為化比較試験

Stopping vs. continuing aspirin before coronary artery surgery.
Myles PS, Smith JA, Forbes A, et al.
N Engl J Med 2016；374（8）：728-37.

目的

冠動脈疾患患者は，心筋梗塞・脳卒中・死亡の一次または二次予防のためにアスピリンを投与されていることが多い。アスピリンは，冠動脈バイパス術施行時にも出血リスクを高める可能性があるが，十分なデータがそろっていないことを理由にガイドラインも明確な推奨を与えていない。本試験では冠動脈手術をうける合併症リスクが高い患者において，アスピリンが死亡および血栓塞栓合併症を減少させるか検証した。

方法

本試験は 2×2 要因デザインを用いた二重盲検無作為化比較試験であり，2006 年 3 月から 2013 年 1 月に 5 カ国 19 施設にて患者登録が行われた。対象は，オフポンプ・オンポンプを問わず冠動脈手術が予定された周術期の合併症リスクを有する患者であり，アスピリンを定期的に服用していない，または手術の少なくとも 4 日前にアスピリンを中止している症例とし，アスピリン群またはアスピリンとマッチさせたプラセボ群に無作為化された。

2,100 例がアスピリン群（1,047 例）とプラセボ群（1,053 例）に無作為化され，それぞれ手術 1-2 時間前にアスピリン 100 mg またはプラセボを投与された。ワルファリンとクロピドグレルは，手術の少なくとも 7 日前に中止された。他の抗血小板薬，抗凝固薬は試験施設の基準に従った。

主要評価項目は，術後 30 日以内の死亡・血栓性合併症（非致死的心筋梗塞，脳卒中，肺塞栓，

腎不全，腸梗塞）の複合エンドポイント。事前に定めた副次評価項目は，死亡，非致死的心筋梗塞，重大出血，心タンポナーデおよび輸血であった。

結果

主要評価項目および副次的評価項目いずれもイベント発生率に両群で有意差を認めなかった。主要評価項目のイベント発生は，アスピリン群202例（19.3%），プラセボ群215例（20.4%）であった（相対リスク：0.94，95%信頼区間：0.80-1.12，p=0.55）。再手術を要する大出血の発生率は，アスピリン群1.8%，プラセボ群2.1%（p=0.75），心タンポナーデはそれぞれ1.1%，0.4%（p=0.08）であった。死亡，脳卒中，肺塞栓，腎不全，腸梗塞の発生率も両群間で同等の発症率であった。主要評価項目に関して，治療群と患者の性別・年齢・左室機能・出血リスク・術式・直近のアスピリン曝露量との間に，交互作用を認めなかった。

結論

冠動脈バイパス術施行症例における術前のアスピリン投与は大出血や患者予後に影響を与えない。

Editorial comments

周術期におけるアスピリン継続によって出血性合併症の増加が危惧される反面，中止による脳血管系イベントの発症も懸念される。ACCF/AHAガイドラインでは，アスピリンの継続を推奨，ESCガイドラインでは術中止血困難な症例のみアスピリンの中止を推奨している。本研究によって冠動脈手術におけるアスピリン継続の有無は出血イベント，血栓イベントとも関連しないことがあらためて確認された。本試験はガイドラインにおける周術期アスピリン投与法にも影響を与えるものと思われる。

Q37 チエノピリジン系抗血小板薬の継続は手術に影響するのか？

`前向き観察研究`

Coronary artery bypass grafting-related bleeding complications in patients treated with ticagrelor or clopidogrel : a nationwide study.

Hansson EC, Jidéus L, Åberg B, et al.
Eur Heart J 2016 ; 37 (2) : 189-97.

目的

冠動脈バイパス術周術期の出血は予後を悪化させる可能性がある。ガイドラインでは，待機的手術の5日前のチカグレロルおよびクロピドグレルの中断を推奨している。中断期間の短縮は血栓イベントリスクを抑制し，医療資源を節減するが，出血リスクが上昇する可能性がある。本研究では，手術前の抗血小板薬中断期間の短縮がCABG関連出血を増加させるか，チカグレロルとクロピドグレルの比較を行った。

方法

対象症例はSWEDEHEART registryまたは施設のデータベースより同定された当該期間にCABGをうけたACS患者全例2,244例であった。手術前にはアスピリンとチカグレロルの併用

(1,266例) またはアスピリンとクロピドグレルの併用 (978例) が行われていた。用量は，アスピリンは75 mg/日，チカグレロルは負荷用量投与後90 mg 1日2回，クロピドグレルは負荷用量投与後75 mg 1日1回。現行の欧州のガイドラインでは，抗血小板薬は手術の5日前に中止することになっている。フォンダパリヌクスおよび低分子ヘパリンは手術開始12時間以上前に中止した。アスピリンの中断は行わなかった。

結果

大出血発現率はチカグレロル群の方が低かった（チカグレロル投与群12.9% vs. クロピドグレル投与群17.6%，補正後オッズ比0.72，95%信頼区間0.56-0.92，p=0.012）。

チカグレロルまたはクロピドグレルを手術の24時間以内に中断した場合，BARC出血基準冠動脈バイパス術関連の大出血はそれぞれ38%，31%であった。

チカグレロル投与群のうち，72-120時間前の中断と120時間以上前の中断には差異を認めなかった（オッズ比0.93，95%信頼区間0.53-1.64，p=0.80）。0-72時間前の中断は72-120時間前の中断，120時間以上前の中断と比較して大出血発現率が高かった。

対照的に，クロピドグレル群では，72-120時間前の中断は120時間以上前の中断に比べ，出血リスクが上昇した。0-72時間前の中断は72-120時間前の中断，120時間以上前の中断に比べ大出血発現率が高かった。

30日後の死亡率はチカグレロル群1.7%であり，clopidogrel群は2.7%であった。大出血発現例の死亡率は非発現例に比べ高かった（9.9% vs. 0.7%，オッズ比14.78，95%信頼区間7.82-27.93，p＜0.0001）。

結論

チカグレロルまたはクロピドグレルを手術の24時間以内に中断した場合，CABG関連大出血発現率は高かった。手術の3日前の中断は，5日前の中断とは対照的に，チカグレロルでは大出血発現率は上昇しなかったが，クロピドグレルは上昇した。全体のCABG関連大出血リスクは，チカグレロルの方がクロピドグレルより低かった。

Editorial comments

CPTP系抗血小板薬であるチカグレロル，チエノピリジン系抗血小板薬であるクロピドグレルはともに中断せずに手術を行うと出血性イベントは増加するが，これらの薬物の早期の中断は脳血管系イベントの増加を招く危険性をはらんでいる。ACCF/AHAガイドラインでは手術の5-7日前の中断を推奨しているが，本研究もガイドラインにおける推奨を支持するものである。

7 抗線溶薬と心臓手術

岡澤 佑樹

 38 トラネキサム酸は，CABG を受ける患者において術後合併症を増やすか？

無作為化比較試験

Tranexamic acid in patients undergoing coronary-artery surgery.
Myles PS, Smith JA, Forbes A, et al.
N Engl J Med 2017；376（2）：136-48.

目的

抗線溶薬にはアプロチニン，トラネキサム酸（tranexamic acid：TA），アミノカプロン酸があり，これら抗線溶薬の投与により出血リスクを減らせると考えられる。しかし術後出血による再手術を減らすかは明らかではない。また抗線溶薬投与により心臓手術後の心筋梗塞，脳梗塞，その他の血栓塞栓症を増やすかもしれない。特に TA では痙攣を含む術後神経系合併症との関係性が示唆されている。そのため冠動脈バイパス術（coronary artery bypass graft：CABG）を受ける患者で，かつ術後合併症発症の高リスク群において，TA が術後死亡率，血栓塞栓症を増やすか否かを調べた。

方法

7 カ国 31 施設で行われた多施設共同二重盲検無作為化比較試験。術中 TA 投与の有無と，術前アスピリン内服の有無により 4 群に分けた 2×2 要因試験である（なおアスピリンについては ATA-CAS trial[1] として別に報告されている）。対象は on-pump もしくは off-pump CABG を行う 18 歳以上の患者で，かつ術後合併症発症の高リスク群（表 1）である。

TA 投与群には麻酔導入の 30 分以上後に 100 mg/kg の TA を単回投与した。本研究の途中で TA 投与後の痙攣が用量依存性に生じる可能性が報告されたため，途中から TA 投与量を 50 mg/kg へ減量した。

表 1　術後合併症発症の高リスク群

高リスクの定義は，下記のいずれかを認める場合とした。
- 70 歳以上
- 左室機能低下（fractional area change<20%，EF<40% もしくは左室造影で中等度以上の機能低下）
- 弁手術，大動脈手術もしくは左室瘤切除を同時に行う
- 再手術（re-do）症例
- COPD
- 腎障害（クレアチニン>150 μmol/L もしくは CCr<45 mL/mim）
- BMI>25 kg/m^2
- 肺高血圧（mPAP>25 mmHg）
- 末梢動脈疾患

人工心肺を用いる場合，初めに300単位/kgのヘパリン投与を行い，人工心肺使用中はACT＞450 sを保つように適宜追加投与を行った。プロタミンの投与は4 mg/kgを基本とし，ACT＜140 sを目標に行った。

人工心肺後，もしくはoff-pump手術において，2時間で200 mL/h以上の出血，もしくは1時間で400 mL以上の出血を認めた場合，ACT値にかかわらず50-100 mgのプロタミンを投与したうえで，血小板値＜10万/Lであれば血小板輸血を，INR＜1.4もしくはフィブリノゲン値＜150 g/LであればFFPを，フィブリノゲン値＜100 g/Lであればクリオプレシピテートの投与を行った。それでも出血が続く場合は活性型第Ⅶ因子製剤やアプロチニン，デスモプレシンの投与を考慮した。

RBCの輸血閾値は，グラフト吻合中はHct＜20％もしくはHb＜7 g/dL，グラフト吻合後でかつ術中はHct＜25％もしくはHb＜8 g/dL，術後はHct＜28％もしくはHb＜9 g/dLとした。

主要評価項目は術後30日以内の死亡率と血栓塞栓症（非致死的心筋梗塞，脳梗塞，肺塞栓，腎障害，腸管虚血）発症率の複合アウトカムとした。副次評価項目は術後30日以内の死亡率，血栓塞栓症発症率，術後痙攣発症率，出血もしくは心タンポナーデによる再手術率，輸血必要量とした。

結果

2006年から2015年までの間に7カ国31施設で合計4,662人が対象となり，TA群2,329人，プラセボ群2,333人であった。TA群のうち，100 mg/kgのTA投与が758人，50 mg/kgのTA投与が1,553人であった。

主要評価項目である術後30日以内の死亡率と血栓塞栓症発症率は，TA群，プラセボ群でそれぞれ16.7％，18.1％であり有意差は認めなかった（relative risk［RR］，0.92；95％ confidence interval［CI］，0.81 to 1.05；p＝0.22）。副次評価項目では，出血が原因の再手術，入院中の輸血量はTA群がプラセボ群に比べ少なく，人工呼吸器装着期間もTA群で短かった。術後痙攣の発症率はTA群，プラセボ群でそれぞれ0.7％，0.1％と有意にTA群で多く（RR，7.60；95％ CI，1.80 to 68.70；p＝0.002），術後痙攣を認めた群は認めなかった群に比べ有意に術後30日までの脳梗塞発症率（RR，21.88；95％ CI，10.06 to 47.58；p＜0.001），死亡率（RR，9.52；95％ CI，2.53 to 35.90；p＝0.02）が高かった。

アスピリンの投与とTA投与には相互作用は認めなかった。

考察

他の観察研究で心臓手術後の輸血量と合併症増加との関係性が示されている。本研究では，TA群で輸血量の減少を認めている。しかし，それによる心筋梗塞，脳梗塞，死亡率の減少効果は認めず，手術時間にも差はなかった。人工呼吸器装置期間には僅かな差を認めたが，入院期間には差はなかった。また研究途中でTAの投与量を減量しているが，用量依存性の効果を調べるには検出力不足であった。

結論

CABGを受けた患者においてTA投与は術後30日以内の死亡率と血栓塞栓症発症率を増加させないことが示された。一方でTA投与は，術後の痙攣発症のリスクを高めることが示された。

Editorial comments

　主要評価項目である複合アウトカムではTA投与の有無で差を認めていないが，術後の痙攣発症率はTA投与群で多かった。TA投与後の痙攣は，TAが脳内のガンマアミノ酪酸（GABA）受容体やグリシン受容体を抑制することで生じるといわれており[2,3]，TA投与と痙攣との関係は用量依存性であることが示されている[4]。本研究でも研究の途中で100 mg/kgから50 mg/kgへTA投与量が減量されている。

　またTAの投与を行っていない場合でも，心臓手術後の痙攣は術後脳梗塞の発症率と強い相関があるといわれている[5]。本研究でも，痙攣発症例では術後脳梗塞発症率や死亡率が高いことから，痙攣の原因として血栓塞栓症が関与する可能性が述べられている。

　しかし，TA投与が直接的に術後死亡率を増加させる原因であるか否かは現段階でははっきりしない。

　TAによる痙攣が血栓塞栓症と関与するならば，明らかに予後に悪影響を与えるであろうが，脳内の受容体への関与であるならば，それが脳梗塞や多臓器不全へ直接的につながるとは考えにくい。術後の臓器低灌流と随伴する脳内の組織低灌流や細胞傷害が，血液脳関門の一時的な障害へとつながり，脳脊髄液内のTA濃度が上昇し，TAが脳内の受容体に作用することで痙攣が現れている可能性がある。そしてこのような臓器低灌流を伴う症例において，術後脳梗塞発症率や死亡率が高くなる傾向にあるのかもしれない。

　今後，脳内の受容体へ薬理的に治療介入を行うことで痙攣を防ぐことができるのかなど，さらなる検証が必要であろう。

1) Myles PS, Smith J, Knight J, et al. Aspirin and Tranexamic Acid for Coronary Artery Surgery (ATACAS) Trial：rationale and design. Am Heart J 2008；155（2）：224-30.
2) Kratzer S, Irl H, Mattusch C, et al. Tranexamic acid impairs γ-aminobutyric acid receptor type A-mediated synaptic transmission in the murine amygdala：a potential mechanism for drug-induced seizures? Anesthesiology 2014；120（3）：639-49.
3) Lecker I, Wang DS, Romaschin AD, et al. Tranexamic acid concentrations associated with human seizures inhibit glycine receptors. J Clin Invest 2012；122（12）：4654-66.
4) Kalavrouziotis D, Voisine P, Mohammadi S, et al. High-dose tranexamic acid Is an independent predictor of early seizure after cardiopulmonary bypass. Ann Thorac Surg 2012；93（1）：148-54.
5) Goldstone AB, Bronster DJ, Anyanwu AC, et al. Predictors and outcomes of seizures after cardiac surgery：a multivariable analysis of 2,578 patients. Ann Thorac Surg 2011；91（2）：514-8.

成人における人工心肺下の心臓手術で適切なトラネキサム酸投与量は？

無作為化比較試験

Comparison of two doses of tranexamic acid in adults undergoing cardiac surgery with cardiopulmonary bypass.

Sigaut S, Tremey B, Ouattara A, et al.
Anesthesiology 2014；120（3）：590-600.

目的

　心臓手術におけるもっとも多い合併症のひとつが人工心肺使用により惹起された線溶系亢進に伴

う出血である。トラネキサム酸（tranexamic acid：TA）はリジン類似体の構造であり、プラスミノゲンのリジン結合部位に可逆的に結合することで、プラスミノゲンとフィブリンの結合を阻害し、抗線溶作用を示す。しかしTAの適切な投与方法および投与量は明らかではない。そのため異なる投与量の2群間で抗線溶作用に差があるかを調べた。

方法

2009年2月から2011年1月までにフランスの教育病院4施設で予定心臓手術を受ける患者を対象に行われた、多施設共同二重盲検無作為化比較試験である。18歳以上かつ人工心肺（CPB）を使用する心臓手術患者（冠動脈バイパス術、弁膜症手術、大動脈手術、心臓腫瘍手術）をTA投与低用量群とTA投与高用量群の2群に分けた。TAの投与方法は、麻酔導入15分後に、低用量群では10 mg/kg、高用量群では30 mg/kgをボーラス投与し、その後、低用量群で1 mg/kg/h、高用量群で16 mg/kg/hの持続投与を行った。またCPBのプライミング液の中に低用量群1 mg/kg、高用量群2 mg/kgを投与した。投与終了は、閉創し手術室からICUへ移動できると担当麻酔科医が判断した時点とした。

主要評価項目は、術中および術後7日以内の輸血実施率とし、副次評価項目として、術中および術後7日以内のRBC、FFP、PCそれぞれの輸血実施率と輸血量、術後24時間の出血量、出血による再手術率、フィブリノゲン製剤の投与量、術後7日および術後28日の死亡率とした。

なお、輸血閾値は、RBC：Hb＜8 g/dL（CPB中はHb＜6 g/dL）、FFP：プロトロンビン比＜50%、PC：Plt＜7万/μL、フィブリノゲン製剤：フィブリノゲン＜100 mg/dLとし、これらの検査結果と臨床的に出血を認めると担当医が判断した場合に輸血を実施した。

結果

569人が対象となり、284人が低用量群、285人が高用量群に割り付けられた。主要評価項目の輸血実施率に有意差は認めなかった（低用量群：180 [63%] vs. 高用量群：170 [60%]、p=0.3）。副次評価項目ではRBCの輸血実施率に差はなかったが、FFP、PCでは高用量群で少なかった。また投与量もRBCには差は認めなかったが、高用量群でFFP、PCの投与量が少なかった。術後24時間の出血量、出血による再手術率は高用量群で少なかった。なお術後7日以内および28日以内の死亡率、術後の腎障害、血栓塞栓症、痙攣の発症率には差はなかった。

考察

線溶系は組織プラスミノゲン活性化因子（tPA）が血管内皮から放出され、tPAがプラスミノゲンをプラスミンへ変換することで始まる。CPB中は凝固因子が活性化されることでtPAの放出も促進され、線溶系も亢進した状態となる。TAは抗線溶作用を示すが、TAは親水性が高いため組織移行性が悪く、各組織で抗線溶作用を示すのに必要な血漿中濃度も一定ではない。本研究では、TAの血漿中濃度が低用量群で10 μg/mL、高用量群で100 μ/mLとなることを想定して行われたが、2群間で輸血実施率に差を認めなかった。しかし術後出血の高リスク群（術前5日以内のDAPT療法もしくはre-do症例、複合手術、大血管手術、心臓腫瘍手術、心外膜炎に対する手術）の患者に限った場合、高用量群で輸血投与量の減少率が大きかった。そのため術後出血の高リスク群に限ればTAの高用量投与は有効かもしれない。

また、本研究では術後28日以内の痙攣発症率（低用量群：3 [1.1%] vs. 高用量群：5 [1.8%]、p=0.8）に差を認めなかった。過去の報告ではTA投与後の痙攣は2.7-7.6%で認め、用量依存性とされ、脳内のGABA受容体とグリシン受容体を抑制することによると考えられている。本研究では痙攣発症率が過去の報告に比べ低く、検出力不足であった可能性がある。

結論

TAの低用量群と高用量群で輸血実施率に差は認めなかったが，副次評価項目である術後出血量，出血に起因した再手術率，術後1週間のFFPおよびPCの投与量が高用量群で少なかった。

Editorial comments

　本研究でTAの血漿中濃度測定は行われていないが，血漿中濃度が低用量群で10 µg/mL，高用量群で100 µ/mLとなることを想定して設定されている。本研究と同様の投与方法で，CPBを使用する心臓手術患者を対象にTAの血漿中濃度を測定した報告があり，術中の血漿中濃度は低用量群で15.4-82.5 µg/mL，高用量群で114-209 µg/mLとされる[1]。また，in vitroでの研究ではTAが効果的な抗線溶作用を示す濃度は17.5 µg/mLとされる[2]。このことを考えると，低用量群でも抗線溶作用を示す濃度に到達していたと推察されるが，一方で，同じ投与方法でも血漿中濃度にかなりの差があった可能性がある。

　本研究では主要評価項目である輸血実施"率"に差は認めなかったが，高用量群でFFP, PCの輸血量や出血量，再手術が少ないことを考えると，用量依存性にTAの効果を認めると思われる。しかし，高用量投与では術後痙攣のリスクがある。本研究で術後痙攣発症率に2群間で有意差を認めていないが，腎障害を認める症例などでは慎重な投与量の決定が必要である。

　本来，線溶系亢進の程度は各症例で異なり，抗線溶作用を示すために必要なTAの血漿中濃度も異なると考えられる。そのためTA投与量の決定には，線溶系亢進の程度を評価することが理想的と思われ，トロンボエラストグラフィやD-dimerを評価することでTAの適切な投与量を決定できる可能性がある。

1) Grassin-Delyle S, Tremey B, Abe E, et al. Population pharmacokinetics of tranexamic acid in adults undergoing cardiac surgery with cardiopulmonary bypass. Br J Anaesth 2013；111（6）：916-24.
2) Yee BE, Wissler RN, Zanghi CN, et al. The effective concentration of tranexamic acid for inhibition of fibrinolysis in neonatal plasma in vitro. Anesth Analg 2013；117（4）：767-72.

7 輸血および血液製剤

1 輸血製剤の使用，適応，効果，副作用について

畠山 登

Q40 赤血球液の保存期間は重症患者の生命予後に影響を及ぼすか？

無作為化比較試験

Age of red cells for transfusion and outcomes in critically ill adults.
Cooper DJ, McQuilten ZK, Nichol A, et al.
N Engl J Med 2017 ; 377（19）: 1858-67.

目的

成人重症患者を対象に，赤血球液の保存期間が生命予後に影響を及ぼすか検討を行った（TRANSFUSE trial）。

方法

この研究は5カ国，59の集中治療室（ICU）（オーストラリア：42，ニュージーランド：8，アイルランド：6，フィンランド：2，サウジアラビア：1）において行われ，18歳以上の少なくとも24時間ICUに収容され，担当医により1単位（担当者註：オーストラリアの赤血球1単位は250 mL）以上の赤血球輸血が必要と判断された患者を対象に実施された。対象患者をランダムに2群に分けた後，一方の群には輸血部で可能な限り保存期間の短い赤血球液（短期間保存輸血群）を，また他方の群には可能な限り長く保存されている赤血球液（長期間保存輸血群）を輸血した。これらの患者はICUからの転棟後もその施設に入院している間は同様の群の輸血を必要に応じて受けた。すべての赤血球液は白血球除去処理後，生理食塩水，アデニン，グルコース，マンニトール添加液の中で保存されたものを使用した。赤血球液の使用期限はオーストラリアとサウジアラビアで42日間，ニュージーランド，フィンランド，アイルランドでは35日間であった。

主要な転帰はランダム化後90日のすべての原因による死亡率とした。2次的な転帰として，28日後の死亡率，28日後の持続する臓器障害，人工呼吸および血液浄化療法から離脱できた日数，新たな血液感染の有無，180日後までのICU滞在日数，入院日数についても検討した。また著者らは他に誘因のない輸血後4時間以内の1℃以上の発熱を非溶血性の発熱反応と定義した。さらにサブグループ解析として，Acute Physiology and Chronic Health Evaluation（APACHE）Ⅲによる予測死亡率における赤血球液の保存期間による影響，およびSequential Organ Failure Assessment（SOFA）スコアによる分類に対する赤血球液の保存期間による影響についても検討した。

結果

2012年11月から2016年12月までに，4,994人の患者に対してランダム化が行われ，最終的に4,919人（2,457人：短期間保存輸血群，2,462人：長期間保存輸血群）について1次的解析が行われた。患者背景については年齢が短期間保存輸血群で62.5±16.8歳，長期間保存輸血群で61.4±17.3歳（p=0.02）と差を認めた以外はバランスが取れていた。ランダム化時点におけ

るヘモグロビン量は短期間保存輸血群で 77.4±12.8 g/L，長期間保存輸血群で 77.3±13.0 g/L であった。赤血球液の保存期間は短期間群で 11.8±5.3 日，長期間群で 22.4±7.5 日であった。また赤血球輸血量はそれぞれ，4.1±6.0 単位，4.0±6.2 単位であった。また，ランダム化後，輸血開始の時間も両群間で差を認めなかった（1.6 時間，1.5 時間）。

ランダム化後 90 日の時点で，短期間保存輸血群で 610 人（24.8％），長期間保存輸血群で 594 名（24.1％）が死亡したが，両群間で差は認めなかった。さらに，28 日死亡率，28 日後の持続する臓器障害，新たな血液感染，人工呼吸や血液浄化療法施行日数においても両群間で差を認めなかった。非溶血性の発熱反応は短期間保存輸血群において多く認められた（123 [5.0％] vs 88 [3.6％] イベント）。しかし，ベースラインの調整後は両群間で差を認めなかった。180 日後までの死亡についても両群間で差を認めなかった。

APACHE Ⅲの予測死亡率によるサブグループ解析では，ランダム化後 90 日までの死亡において短期間保存赤血球輸血を受けた予測死亡率の中央値 21.5％以上の群においてもっとも死亡率が高かった一方で，長期間保存赤血球輸血群で中央値 21.5％未満の群においてもっとも死亡率が低かった。しかし，SOFA スコアによる分類では赤血球保存期間による影響は認めず，さらに 2 次的な解析で，保存期間 8 日以下の場合と 35 日以上の場合の比較においても 90 日後までの死亡率に差は認めなかった。

考察

90 日後の生命予後に関して赤血球液の保存期間の違いによる影響はなかった。さらにこの研究においてより新鮮な赤血球液を使用することの利点は見いだすことができなかった。短期間保存の赤血球輸血で発熱を伴う非溶血性輸血反応が若干多く見られたが，臨床における優位性は明らかではない。これについては赤血球液の保存初期において細胞破壊によるミトコンドリア DNA などの damage-associated molecular patterns が増加することが推測される。

結論

重症患者における赤血球輸血治療において保存期間の長短はその後の生命予後，合併症の発生に明らかな影響を及ぼさない。

Editorial comments

赤血球の保存期間による生命予後，合併症の発生に関する研究はこれまでは小規模の研究が多く，明らかな結果を得るところまで到っていなかった。赤血球液の保存期間と心臓手術の関係では RECESS study[1]において 12 歳以上の心臓手術を受ける患者を対象としたランダム化研究で保存期間が 10 日以内の赤血球液と 21 日以上のものとの間では多臓器不全スコアに変化がなかったとする報告があり，また，血液型が A 型，あるいは O 型の患者のみを対象とした研究（INFORM trial）においても保存期間による予後の差は認めていない。したがって，これら研究の積み重ねにより，赤血球液の保存期間による影響は臨床的にはないと考えて良いと思われる。

日本において，赤血球液の使用期限は添付文書により採血後 21 日間とされている。その一方，米国やオーストラリアでは 42 日，ニュージーランドなどでは 35 日と地域によりバラツキがある。今回取り上げた論文においても長期保存群の中央値は 22.4 日であることから，42 日間保存された赤血球液で同様の結果が得られるかといった保証はない。このような事実を勘案し，現在得られて

1) Steiner ME, Ness PM, Assmann SF, et al. Effects of red-cell storage duration on patients undergoing cardiac surgery. N Engl J Med 2015 ; 372 (15) : 1419-29.

Q41 心臓手術において血小板輸血は出血や有害転帰に独立して影響を及ぼすか？

後ろ向き観察研究

Does a platelet transfusion independently affect bleeding and adverse outcomes in cardiac surgery?

Van Hout FMA, Hogervorst EK, Rosseel PMJ, et al.
Anesthesiology 2017 ; 126 (3) : 441-9.

目的

心臓手術患者に対して手術中における単回，早期の血小板輸血が独立して出血と有害転帰に影響を及ぼすか評価することを目的とした。

方法

この研究はAmphia Cardiac Surgery Registryという，オランダのAmphia Hospitalでのデータを基に行われた。1997年1月1日から2013年1月1日までの期間，この施設で行われた23,860例の心臓手術を対象に行われた。人工心肺終了後，手術中に単回の，しかも血小板のみの輸血が実施された症例のみについて検討した。オランダでは2001年以降供給される血小板製剤について保存前に白血球除去が行われており，それ以前はAmphia Hospitalにおいて必要に応じて白血球除去が行われている。血小板輸血の判断は心臓手術時の血液凝固に関するアルゴリズムに従って行われたが，多くの場合，血小板数が$50×10^9/L$以下になった場合には血小板輸血が行われていた。血小板輸血を受ける患者はそのための理由があり，その交絡因子を調整するために著者らはプロペンシティマッチングの手法を用いた。

本研究は，心臓手術患者に対する早期の血小板輸血により発生する可能性のある影響を明らかにすることなので，転帰の評価についてもその部分に重点を置いた。観察項目として，術後12時間の出血量，出血や心タンポナーデによる術後早期の再検索，術後経過における心タンポナーデ，脳卒中，心筋梗塞，感染，全身性炎症反応症候群，ショック，急性腎障害，多臓器不全，病院内死亡，そしてこれらの複合エンドポイントについて検討した。

結果

対象群から最終的に人工心肺離脱後早期に，しかも術中に血小板輸血が行われたプロペンシティマッチングが可能な患者169例とそれに対応して1：3のプロペンシティマッチングが可能な患者507例を抽出し，検討を行った。その中では81％の患者は男性で，年齢の中央値は67歳，49％の患者で心筋梗塞の既往歴があり，69％患者に対して冠動脈バイパス術が施行され，23％の患者は緊急手術であった。早期に血小板輸血を行った介入群では術後12時間の出血量が500mLを超える割合が少なかった。しかし，出血や心タンポナーデによる早期の再検索が行われた症例は両群間で明らかな差を認めなかった。介入群においては，合併症の増加は認めなかった一方，循環作動薬投与，長期間の人工呼吸，長期間の集中治療室収容，集中治療室での赤血球輸血，新鮮凍結血漿輸血，血小板輸血が必要となる割合が高かった。

考察

　今回の研究では，介入群において循環作動薬を必要とする患者の割合が多かったが，その理由として血管麻痺（vasoplegia）による血管拡張がより強く起きた可能性が考えられる．血小板輸血が心臓手術後に血管麻痺を引き起こすリスクを増大させると報告されていることからも納得できる．他の循環作動薬を必要とする病態を引き起こす因子，ショック，全身性炎症反応症候群，敗血症などは両群間で差を認めていないことからもこれらの因子による影響はないものと考えられる．また，早期の血小板輸血と術後早期の出血，心タンポナーデによる再介入，さらにその後の心タンポナーデによる介入との間に統計学的に有意な関連が見られなかったことは，統計学的検出力の不足によるためかも知れない．また，介入群におけるICU収容後の赤血球，新鮮凍結血漿，血小板輸血量の増加は，早期に血小板輸血を行うことによりその後の輸血に対する閾値が低下することが考えられる．また，今回の研究対象期間となった16年の間に輸血や心臓手術手技，麻酔方法において多くの変化が発生しており，プロペンシティスコアマッチングにおいて，手術実施年を入れることで対応している．

結論

　手術室において心臓手術中に血小板輸血を受けた患者は，術後早期の出血量が減少した一方，循環作動薬の投与，人工呼吸期間，ICU収容期間の延長，血液製剤の術後投与の増加を認めた一方，術後の再介入，血栓形成性合併症，感染，臓器不全，死亡には影響を及ぼさなかった．

Editorial comments

　この論文は，心臓手術中，人工心肺離脱後に単回投与された血小板による予後や合併症発生に及ぼす影響について後ろ向き観察研究を行った報告である．実際の臨床において，術中に血小板だけを単回投与するという状況は少ないものと考えられ，この論文においても23,000例あまりのデータの中からわずか169例を抽出し検討している．そのため16年間という非常に長い期間のデータを使う必要があり，手術法，麻酔薬，血液製剤の変遷に合わせるため，プロペンシティスコアマッチングを使って解析している．結果としてはこのようなスタディデザイン，統計学的手法の限界もあり，説得力は十分とはいえないが，一方で，人工心肺後の血管麻痺（vasoplagia）が，血小板投与で悪化するといった興味深い結果も得られ，このような現象が発生する機序など基礎的な実験も含めて検討されるべきだと思われる．また，より明らかな結果を得るためには前向きのランダム化研究が必要と思われる．

Q42 心臓手術における大量輸血において輸血成分の割合が臨床転帰と生存に影響を及ぼすか？

後ろ向き研究

Massive transfusion in cardiac surgery: the impact of blood component ratios on clinical outcomes and survival.

Delaney M, Stark PC, Suh M, et al.
Anesth Analg 2017;124(6):1777-82.

目的

複雑な心臓手術において行われる大量輸血において，輸血成分（赤血球，新鮮凍結血漿，血小板）の割合が臨床的な予後に影響を及ぼすかを Red Cell Storage Duration Study（RECESS：N Engl J Med 2015；372：1419-29）のデータを用いて解析した。

方法

RECESS study の対象基準（年齢 12 歳以上，体重 40 kg 以上，胸骨正中切開による複雑な心臓手術を受ける患者でさらに年齢 18 歳以上の患者は TRUST score で 3 点以上の患者，これは 60％以上の確率で赤血球輸血を必要とする）を満たし，この研究の対象となった患者のデータを用いた。大量輸血は赤血球輸血で 6 単位以上，その他の輸血も加えて 8 単位以上の輸血と定義された（担当者註：米国での赤血球液 1 単位は 250 mL，新鮮凍結血漿は全血 1 単位，450 mL より得られる血漿で 200-250 mL，血小板は日本での 1 単位は血小板数にして 0.2×10^{11} 個以上含まれるとされているがこの調査では全血 5 単位［2,250 mL］から得られた血小板を 1 単位と考えるとされているためこの 1 単位は日本の 11 単位に相当すると考えられる）。その中で，血漿と赤血球の比により高血漿：赤血球比（≧1：1）群と低血漿赤血球比（＜1：1）群に分け，また血小板と赤血球の比により高血小板：赤血球（≧0.2：1）群と低血小板：赤血球比（＜0.2：1）群に分けた。調査項目として生存転帰（すべての死亡，術後 0，2，7，28 日），Multiple Organ Dysfunction Score の変化（MODS，術後 7，28 日）について検討した。

結果

RECESS study の 1,098 例の対象の中で 324 例が大量輸血の範疇に該当した。大量輸血を受けた群においては男性であり背が高く，ヘモグロビン値が低く，ビリルビン，クレアチニン，MODS 値が高い傾向が見られた。調査対象 324 例のうち 117 例（36.1％）は高血漿：赤血球比であり，255 例は高血小板：赤血球比であった。これら 324 例は少なくとも 24 時間は生存した。高血漿：赤血球群，高血小板：赤血球群において低比率群と比較して 7 日後，28 日後における MODS 値の有意な低下が認められた。一方で，ランダム化されたすべての患者群においては有意な MODS 値の低下は認めなかった。カプラン-マイヤー生存曲線は血漿，血小板ともに高比率群が低比率群に比較して高い生存確率を示した（図 1）。多変量コックス比例ハザード回帰モデルでは，28 日後までの生存に関して高血漿：赤血球比群で 3 倍の利益があると評価された（表 1）。

考察

今回の検討では大量輸血が行われた心臓手術患者において，高血漿：赤血球比群で生存率の改善が認められた。この結果はこれまでの外傷を対象とした研究において高血漿：赤血球比，高血小板：赤血球比投与群で出血による死亡が減少したという結果と矛盾しない。今回の研究では，高血小板：赤血球比群においては MODS 値のわずかな低下しか観察されなかった。これは，MODS に

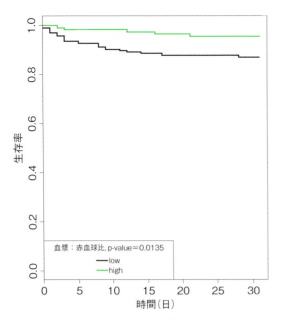
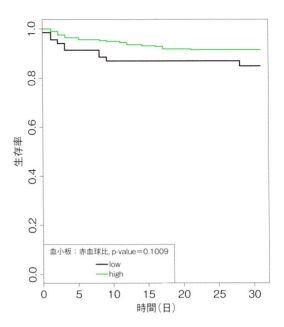

図1 術後28日までの生存曲線

表1 多変量コックス比例ハザード回帰モデルによる死亡リスクの検討

予後と予測因子	ハザード比（95% CI）	P Value
7日後の総死亡率		
高血漿：赤血球比	0.23（0.05-1.01）	0.052
高血小板：赤血球比	0.51（0.18-1.42）	0.197
患者全体	2.02（0.73-5.59）	0.174
28日後の総死亡率		
高血漿：赤血球比	0.36（0.14-0.97）	0.042
高血小板：赤血球比	0.58（0.26-1.31）	0.193
患者全体	1.00（0.47-2.13）	0.996

よる評価が大量輸血を受ける患者に対して適切かということについて検討が必要である。

結論

　今回の検討により，大量輸血を受ける複雑な心臓手術において血漿と血小板が高い割合の輸血を受けることで，臓器障害の程度が軽減し，特に高い割合の血漿輸血を受けた場合死亡率が低下することが示された。

Editorial comments

　米国では外傷時の輸血において1（赤血球）：1（血漿）：1（血小板）の割合で実施することが生命予後，合併症の観点から良いとされている。今回の検討では，1（血漿）：1（赤血球）および0.2（血小板）：1（赤血球）をカットオフ値として検討が行われた。実際，ここでの血小板の1単位は5単位の全血から得られた血小板なので，実質1（血小板）：1（赤血球）と見なして良いと思われる。

今回の検討では，血漿と血小板に分けて評価されているが，実際には血漿も血小板も同時に投与されることが多いのでこれら3因子を用いた解析の実施が期待される。また，日本と米国では輸血製剤の規格に違いがあるので，日本の規格に換算して理解する必要がある。

2 フィブリノゲン製剤の臨床使用

吉永 晃一

Q43 フィブリノゲン濃縮製剤の投与により，大血管手術における血液製剤使用量を削減できるか？

無作為化比較試験

Randomized evaluation of fibrinogen vs placebo in complex cardiovascular surgery (REPLACE): a double-blind phase Ⅲ study of haemostatic therapy.
Rahe-Meyer N, Levy JH, Mazer CD, et al.
Br J Anaesth 2016 ; 117 (1) : 41-51.

目的

フィブリノゲン濃縮製剤（fibrinogen concentrate : FC）の投与により，大動脈手術中の出血コントロールが可能となり血液製剤使用量を削減することが可能か検証する。

方法

本研究は11カ国の34施設が参加した二重盲検ランダム化比較試験である。対象は人工心肺を使用した待機的大動脈手術を受ける18歳以上の患者で，緊急手術例，再手術例，感染性動脈瘤手術例，既知の血液凝固異常のある患者は除外した。

手術開始時に患者をFC群とプラセボ群に1：1の割合でランダム割付した。人工心肺から離脱し，プロタミンでヘパリンを拮抗した後，以下の基準を満たした患者にFC/プラセボを投与した。

- 外科的止血が完了した後，手術部位をガーゼパッキングし，5分間の出血量が60g以上250g以下
- ACT（活性化凝固時間）がベースライン値の±25％以内
- 体温＞35℃
- 動脈血pH＞7.3

FCについては，人工心肺離脱時に施行したトロンボエラストメトリー（ROTEM）のFIBTEM MCF（maximum clot firmness）を元に，薬剤投与後のFIBTEM MCF 22 mmを目標にフィブリノゲンの必要投与量を算出し，薬剤師が薬液を調製した。フィブリノゲン1gを50 mL滅菌水に溶解し，プラセボは同量の0.9％生理食塩水を用いた。

FC/プラセボ投与後，再度5分間の出血量を測定し，60g以上であった場合は規定された輸血アルゴリズムに則って新鮮凍結血漿，血小板製剤を投与した。赤血球製剤についてはヘモグロビン濃度7 g/dL以下あるいは急性出血や臓器障害のある場合に投与された。

外科医，麻酔科医，集中治療医は投与薬剤の種類やROTEMの結果について盲検化された。

一次エンドポイントはFC/プラセボ投与後24時間に投与された血液製剤の単位数とした。二次エンドポイントは投与された各々の血液製剤の単位数，輸血回避できた患者の割合，再手術率，死亡率，血漿フィブリノゲン濃度，FIBTEM MCFとした。解析はintention-to-treat解析で行った。

結果

519人の患者がランダム化され，登録基準を満たし実際にFC/プラセボを投与されたのは152人（FC 78人，プラセボ74人）であった．大半の患者で胸部大動脈瘤あるいは胸腹部大動脈瘤に対する人工血管置換術が施行された．手術開始前の平均フィブリノゲン濃度はFC群で303 mg/dL，プラセボ群で306 mg/dLであった．

一次エンドポイントである24時間以内の血液製剤使用量については，FC群で5.0単位（四分位範囲2.0-11.0），プラセボ群で3.0単位（0.0-7.0）とFC群で有意に多かった（p=0.026）．特にFFPの投与量がFC群4.0単位（0.0-6.0），プラセボ群0.0単位（0.0-4.0）とFC群で多かった（p=0.017）．

二次エンドポイントである輸血を回避できた患者の割合はプラセボ群で有意に多かった（FC群15.4% vs プラセボ群28.4%，p=0.047）．

FC群で投与されたフィブリノゲンの平均値は6.29gで，投与後のFIBTEM MCFは21.5（19.0-24.0）mmであった．FC群とプラセボ群のフィブリノゲン濃度の差は手術終了後経時的に減少し，退院時には同程度となった．

考察

以前の研究に反して，FC投与により血液製剤投与量が増加する結果が得られた原因として，施設間で輸血アルゴリズムの遵守率に大きな差が見られたことが挙げられる．輸血アルゴリズムから逸脱した患者は全体の32%に上り，これらの患者でより多くの血液製剤が投与される傾向があった．

FC群・プラセボ群ともに人工心肺離脱時のフィブリノゲン濃度は190 mg/dL程度で，以前の研究よりも高値であった．そのため，FC投与による止血改善効果が過小となった可能性がある．また1回目の5分間出血量がFC群で107.0g，プラセボ群で91.0gとややプラセボ群で少なかった（p=0.134）ため，2回目の5分間出血量で60g未満となる患者がプラセボ群で多く，結果としてプラセボ群の輸血量が少なかったのかもしれない．今後の研究では外科的止血が完了した後も出血が持続する患者を同定する，より優れた手法を採用する必要がある．

結論

大血管手術後の出血に対するフィブリノゲン濃縮製剤の単回投与は，その後の輸血量（主に新鮮凍結血漿）を増加させた．輸血を回避できた患者の割合は，プラセボ群でより多かった．

Editorial comments

大血管手術領域で施行されたフィブリノゲン濃縮製剤（FC）に関する多施設ランダム化比較試験である本研究は，FCの投与により逆に術後輸血量が増加する結果に終わり，既知の観察研究および単施設ランダム化比較試験の結果を裏返すものとなった．

本研究に登録された患者は予定の胸部大動脈瘤手術患者であり，人工心肺離脱時のフィブリノゲン濃度も180 mg/dL程度と比較的保たれていた．その他の凝固因子活性もcritical levelにはなく，凝固障害によるびまん性出血を来しやすい患者群ではなかったことは著者らも認めている．急性大動脈解離で，フィブリノゲン濃度が50～100 mg/dLまで消費性に低下する症例を時折経験する．こういった症例こそFCの投与により止血が容易となり，術後の輸血量を削減できる可能性がある

と考えられるが，本研究の対象には含まれていない。

　もうひとつの問題は，研究の登録基準のひとつである"5 分間出血量"の有用性に対する疑念である。本研究の代表著者である Rahe-Meyer らは，過去に報告した単施設ランダム化比較試験[1]で同様の患者登録基準を用いており，本研究もそれを踏まえたデザインだと思われる。しかし実際に出血している患者に 5 分間ガーゼパッキングを行い，その後出血量を測定した後 FC/プラセボを投与し，さらに 5 分間出血量を測定するという手技の煩雑さ，また計測に時間がかかることで輸血のタイミングが遅れるなどの問題が論文の Letter でも指摘されている。実際に登録患者の 32％で，規定された輸血アルゴリズムからの逸脱が見られている。

　今後は real-world practice を反映した現実的なデザインの研究が必要であると著者らは結論づけているが，この結果を受けてさらに大規模な RCT を実践することは困難だろう。心臓大血管手術における FC が保険適応外使用となる日本では，より慎重に FC の使用を考慮することが求められる。

1) Rahe-Meyer N, Solomon C, Hanke A, et al. Effects of fibrinogen concentrate as first-line therapy during major aortic replacement surgery：a randomized, placebo-controlled trial. Anesthesiology 2013；118（1）：40-50.

Q44 フィブリノゲン濃縮製剤の投与により，ハイリスク心臓手術における血液製剤使用量を削減できるか？

無作為化比較試験

Randomized, double-blinded, placebo-controlled trial of fibrinogen concentrate supplementation after complex cardiac surgery.

Ranucci M, Baryshnikova E, Crapelli GB, et al.
J Am Heart Assoc 2015；4（6）：e002066.

▶ 目的
　ハイリスク心臓手術において人工心肺離脱後にフィブリノゲン濃縮製剤を投与することにより，血液製剤の使用を回避することができるかを検証する。

▶ 方法
　本研究は単施設で行われた二重盲検ランダム化比較試験である。対象は人工心肺時間が 90 分以上と予想される心臓手術を受ける 18 歳以上の患者である。ハイリスク症例の定義として，以下のリスク因子（①年齢 65 歳以上，②非待機的手術，③血清クレアチニン濃度 1.36 mg/dL 以上，④再手術）のうち少なくともひとつを満たす者が登録された。緊急手術症例，先天性あるいは後天性凝固異常のある症例，抗血小板薬（P2Y12 受容体拮抗薬）の内服を手術 5 日前までに中止できていない症例は除外した。また，術前 Hct 値が 35％未満あるいは体表面積 1.7 m^2 未満の患者は，血液希釈により輸血を要するリスクが高いため除外した。

　手術および人工心肺については施設での標準化された方法で行われた。すべての患者に術中 30 mg/kg のトラネキサム酸が投与された。未分画ヘパリン 300 IU/kg の投与後人工心肺を確立し，活性化凝固時間 450 秒以上を維持した。すべての症例でセルセーバーを用い自己血回収輸血を行った。

　患者は治療群とプラセボ（0.9％生理食塩水）群にランダム割付された。大動脈遮断解除の 20 分前にトロンボエラストメトリー（ROTEM）を測定し，FIBTEM MCF の結果からフィブリノゲン濃縮製剤の投与量を以下のように計算した。

フィブリノゲン濃縮製剤投与量（g）＝（目標 FIBTEM MCF 値［22 mm］－実測 FIBTEM MCF 値［mm］）×体重［kg］/140

プロタミンでリバースを行った後、治療群でフィブリノゲン濃縮製剤を、プラセボ群で生理食塩水を投与した。15 分経過しても出血が持続する場合に再度 ROTEM を施行し、EXTEM CT（clotting time）が 80 秒以上に延長している場合はプロトロンビン複合体製剤（prothrombin complex concentrate：PCC）を 7 U/kg 投与した。プラセボ群では同量の生理食塩水を投与した。

赤血球製剤については Hb 7 g/dL 未満あるいは Hb 7-9 g/dL で血行動態不安定や臓器障害のある場合に投与した。新鮮凍結血漿は PT-INR 1.5 以上、血小板製剤は血小板数 5 万/μL 未満の場合にそれぞれ投与した。

一次エンドポイントは手術後 30 日以内の血液製剤（RBC、FFP、PC）の輸血回避率とした。二次エンドポイントは個々の血液製剤の使用量、術後 12 時間のドレーン出血量、術後 48 時間以内の止血目的の再手術の割合とした。解析は intention-to-treat で行った。

結果

2011 年 11 月から 2014 年 12 月の間に心臓手術を受けた 768 人が登録基準に該当し、そのうち 652 人が除外され 116 人がランダム割付を受けた（58 人が治療群、58 人がプラセボ群）。治療群 58 人のうち、フィブリノゲン濃縮製剤投与後出血が持続して PCC を投与した患者はいなかった。

両群の患者背景については明らかな有意差を認めなかった。大動脈遮断解除 20 分前の FIBTEM MCF は治療群で 13 mm、プラセボ群で 13 mm で、フィブリノゲン濃縮製剤投与後は治療群で 23 mm に増加した。投与されたフィブリノゲン濃縮製剤の中央値は 4 g（四分位範囲 3-6 g）であった。ICU 入室時のフィブリノゲン濃度の中央値は治療群で 367 mg/dL、プラセボ群で 242 mg/dL と有意差を認めた（p＜0.001）。

一次エンドポイントである血液製剤の回避率については、治療群で 67.2％、プラセボ群で 44.8％（p＝0.015）で、治療群で輸血を回避できた患者が有意に多かった。特に治療群では 100％の患者で FFP、PC の投与が不要であった。二次エンドポイントである術後 12 時間のドレーン出血量は治療群で 300 mL（200-400）、プラセボ群で 355 mL（250-600）で、治療群で有意に出血が少なかった（p＝0.042）。止血目的の再手術率は両群で有意差を認めなかった。

考察

本研究により、ハイリスク心臓手術においてフィブリノゲン濃縮製剤単独で術後出血がコントロールでき、血液製剤の使用量を削減できる可能性が示された。プラセボ群において低フィブリノゲン血症を示した患者は少なかったが、それでもフィブリノゲン濃縮製剤の投与により術後のドレーン出血量を有意に減少させることができた。輸血の実施基準については施設間で大きなばらつきがあることが近年報告されているが、本研究は単施設研究であるため基準を統一できたのが強みである。

結論

ハイリスク心臓手術において、フィブリノゲン濃縮製剤の投与を第一に行うことで血液製剤の使用量を削減することが可能である。

Editorial comments

　ZEro PLASma Trial（ZEPLAST）と銘打たれた本研究は，文字どおりフィブリノゲン濃縮製剤の投与によって新鮮凍結血漿を含めた血液製剤の使用を回避できるか，という仮説を検証するために行われた単施設ランダム化比較試験である．心臓手術の中でも比較的輸血リスクの高いハイリスク症例に限定していることが特徴である．

　治療群の 67.2％の患者で血液製剤の使用を回避できたということだが，対照群も実に 44.8％の患者が無輸血で手術を終えており，そもそも輸血リスクが高い患者集団とは言えないのではないか，という疑問が残る．人工心肺離脱時の FIBTEM MCF の中央値が 13 mm，ICU 入室時のフィブリノゲン濃度がプラセボ群で 242 mg/dL であり，そもそもフィブリノゲン濃縮製剤の投与の対象となる低フィブリノゲン血症を認めないことも問題である．術前から貧血がある，ないし体表面積の小さい患者は除外されており，高齢で小柄の患者が心臓手術を受けることが多い日本の実情とは異なった臨床状況であることも考慮しなければならない．

3 凝固因子製剤の臨床使用

香取 信之

Q45 心臓移植手術における4因子含有プロトロンビン複合体製剤の使用は輸血量を削減できるか？

後ろ向きコホート研究

Intraoperative Administration of 4-Factor Prothrombin Complex Concentrate Reduces Blood Requirements in Cardiac Transplantation.
Sun GH, Patel V, Moreno-Duarte I, et al.
J Cardiothorac Vasc Anesth 2017；32（1）：161-7.

目的

心臓移植の術中に4因子含有プロトロンビン複合体製剤を投与することで輸血量を削減できるか否かを検証する。また，閉胸までの時間やICU・病院滞在期間についても検証する。

方法

対象は術前に左室補助人工心臓（left ventricular assist device：LVAD）を装着し，ワルファリンによる抗凝固療法を受けていた心臓移植患者とし，術中に4因子含有プロトロンビン複合体製剤（4 factor prothrombin complex concentrate：4f-PCC）投与を受けたPCC群とPCCの投与を受けなかったnon-PCC群を後方視的に比較した。ワルファリンの拮抗に必要な4f-PCCの量は添付文書に従って患者の体重と術前のPT-INRに応じて計算し，1/3を人工心肺前に2/3を人工心肺（cardiopulmonary bypass：CPB）後に投与した。術中の抗線溶療法やヘパリン管理，プロタミン投与などは移植プロトコール通りに行い，血液製剤の投与はPT，APTTなどの血液検査や術野の出血などを指標に決定した。

主要評価項目は術中のクリオプレシピテート（Cryo），新鮮凍結血漿（FFP），赤血球製剤（PRBC），血小板濃厚液（PC）の投与量，閉胸までの時間，ICU滞在時間，術後入院期間とした。二次評価項目は術後3カ月までの急性腎傷害（acute kidney injury：AKI）発症率とした。

連続変数はシャピロウィルク検定を用いて正規性を解析し，Mann-Whitney U 検定または対応のない t 検定を用いて解析した。カテゴリー変数は χ^2 検定を用いて解析し，$p<0.05$ を有意差ありとした。術中の血液製剤投与量の予測因子となりうる共変数（術前PT-INR，ヘマトクリット値，血小板数，CPB時間など）は多変量回帰分析を用いて解析し，オッズ比などを適宜算出した。

結果

研究期間に心臓移植術を受けた96人の患者中，PCC群42人，non-PCC群32人が解析対象となった。両群間で年齢・性別・体格などに有意差はなく，心不全の原因疾患や術前左室駆出率，PT-INRを含めた血液検査にも有意差はなかったが，手術室退室時の体温はnon-PCC群で有意に低かった。

術中の4f-PCC投与量は2,108 IU（中央値）であり，CPB前に703 IU（中央値），離脱後に1,405 IU（中央値）が投与された。輸血量は，Cryo・FFP・PRBCの投与量がPCC群で有意に

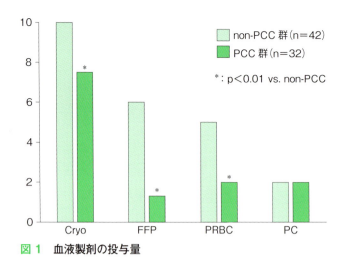

図1 血液製剤の投与量

表1 PCCによる輸血量減少

血液製剤	オッズ比	95%信頼区間	p値
Cryo	0.210	0.073-0.604	0.004
FFP	0.023	0.006-0.086	<0.001
PRBC	0.080	0.026-0.250	<0.001
PC	0.502	0.183-1.380	0.182

少なかった（図1）。PCC群では閉胸までの間が有意に短かったが（non-PCC vs PCC：618.80±111.41 vs 547.91±110.08分，p=0.008），ICU滞在時間や入院日数に有意差はなかった。また，多変量解析においてもPCC投与はCryo・FFP・PRBC投与量減少の独立予測因子であった（表1）。

両群ともに血栓性合併症はなく，30日以内の死亡率にも有意差はなかった。また，AKI発症率はICU入室時，ICU入室24時間後，ICU退室時，退院時，術後1カ月，術後3カ月のどの時点においても有意差はなかった。

考察

CPB中はすべての凝固因子が希釈されるため，本研究では4f-PCCの分割投与（1/3をCPB前に2/3をCPB後に投与）を行った。分割投与することによって4f-PCCに含まれる凝固因子が人工心肺中に希釈されるのを回避するとともに，CPB後に容量負荷をすることなく凝固因子の補充を行うことが可能であり，移植心の右室負荷を軽減できる。また，輸血量の有意な減少とともに閉胸までの時間が短かったことは出血量が少なかったことを反映していると考えられる。本研究ではPCC投与は血栓性合併症やAKI発症リスクと関連していなかったが，心臓外科領域やそれ以外の領域でPCCの血栓性合併症リスクを検証した研究でも同様の結果が示されている。ただし，本研究の目的はPCC投与の安全性検証ではなく，安全性に関しては統計学的パワーが十分ではない。

結論

LVADを装着した心臓移植患者において，ワルファリン拮抗薬として4f-PCCを投与することで，赤血球製剤・新鮮凍結血漿・クリオプレシピテートの投与量を削減し，閉胸までの時間を短縮することが可能である。

Editorial comments

　LVAD 装着患者の標準的な抗凝固薬はワルファリンであり，心臓移植が緊急手術として行われるという特性上，本研究の患者群は十分な休薬期間を経ずして手術に臨むことになる．凝固能が回復しない状態での移植手術では出血量の増加が予想され，特に CPB 離脱後の止血困難が予想される．4f-PCC はビタミン K 依存性凝固因子であるトロンビン，第Ⅶ・Ⅸ・Ⅹ因子とともにプロテイン C・S, アンチトロンビンを含有する製剤であり，ワルファリンの緊急拮抗薬として 2017 年に日本でも承認されている．第 3 相試験は緊急手術・侵襲的処置を必要とする患者を対象に行われ，新鮮凍結血漿投与群と比較して速やかな PT-INR の回復と止血効果が得られると報告されている[1]．4f-PCC は投与前の PT-INR と患者体重から投与量を計算し，その全量を手術・処置前に投与し，ワルファリンを最大限に拮抗する方法が推奨されているが，CPB を使用する心臓外科手術においては未分画ヘパリンによる抗凝固を行うため，術野での出血をある程度コントロールできるのであれば，CPB 前の完全な拮抗は必ずしも必要ない．また，CPB 中は凝固因子の希釈と消費が生じるため，止血能が要求される CPB 離脱後に 4f-PCC 中の凝固因子がどの程度残存しているかは予測困難である．本研究では 4f-PCC 投与量の 1/3 を CPB 前に，2/3 を CPB 離脱後に投与する分割投与を採用しているが，CPB 患者での 4f-PCC 投与に関してはコンピューターシミュレーションモデルを用いて CPB 前に全量した投与群，分割投与群（全投与量の 1/2＋1/2 および 1/3＋2/3），CPB 離脱後に全量投与した群でトロンビン産生試験を行い，トロンビン産生開始までの時間（lag time）と最大トロンビン産生量を検討した報告がある[2]．結果としては，CPB 前のトロンビン産生能は CPB 前投与群で最も高く，CPB 後のトロンビン産生能は CPB 後投与群で最も高いのだが，1/3＋2/3 群では CPB 前にある程度トロンビン産生能を回復させつつ（lag time の回復は全量投与と同等），CPB 後のトロンビン産生能は CPB 後投与群とほぼ同等であることが示されている．したがって本研究で用いた分割投与は心臓外科手術では有効な方法かもしれないが，一つ懸念されるのは，CPB 後は凝固因子だけではなくアンチトロンビンも低下しているため，4f-PCC 投与によって血栓症のリスクが増加するのではないか？　という点である．本研究では血栓症を発症した患者はいなかったが，著者も述べているように単施設の後方視的研究であり，規模は安全性を検証するには至らない．今後，心臓外科手術における 4f-PCC 投与法を検証する前向き多施設研究が行われることを期待したい．

1) Goldstein JN, Refaai MA, Milling TJ Jr, et al. Four-factor prothrombin complex concentrate versus plasma for rapid vitamin K antagonist reversal in patients needing urgent surgical or invasive interventions : a phase 3b, open-label, non-inferiority, randomised trial. Lancet 2015 ; 385 (9982) : 2077-87.
2) Tanaka KA, Mazzeffi MA, Strauss ER, et al. Computational simulation and comparison of prothrombin complex concentrate dosing schemes for warfarin reversal in cardiac surgery. J Anesth 2016 ; 30 (3) : 369-76.

複雑心臓手術におけるリコンビナント活性型第Ⅶ因子製剤の使用は患者の予後を改善するか？

前向きコホート研究

Recombinant Factor VII Is Associated With Worse Survival in Complex Cardiac Surgical Patients.
Alfirevic A, Duncan A, You J, et al.
Ann Thorac Surg 2014；98（2）：618-24.

目的

リコンビナント活性型第Ⅶ因子製剤（rFⅦa）の投与によって術後死亡率，神経学的および腎合併症が増加するか否かを検証する。また，危険因子となりうる患者要因やrFⅦaの投与量が合併症に影響するか否かを検証する。

方法

麻酔管理や人工心肺管理は通常通り行い，rFⅦaの適応は制御不能の出血，輸血や血液分画製剤投与に抵抗性の，術中・術後の重篤な凝固障害とした。投与量は20-90μg/kgとし，難治性の凝固障害では再投与した。患者データの抽出はクリーブランドクリニックの心臓胸部患者データ登録システムを利用し，複雑複数弁置換術，胸部大動脈手術，心肺移植術，補助体外循環を使用した患者を対象とした。

rFⅦa投与患者と非投与患者の比較にはプロペンシティスコアマッチングを用いて，最大3名の非投与群患者とマッチングを行った。マッチングの項目には年齢・性別・体格・人種・疾患・既往歴といった患者因子のほかに，術式・人工心肺時間・大動脈遮断時間などの手術因子，製剤別輸血量などを含めた。主要評価項目は院内死亡率，新たに発症した神経学的合併症，腎合併症（無尿，乏尿，血液浄化療法の導入）とし，rFⅦa投与と主要評価項目の関連については一般化推定方程式を用いて検証した。二次評価項目は術後人工呼吸期間，ICU滞在日数，在院日数，深部静脈血栓症や肺塞栓症，心筋梗塞などの合併症とし，群間比較には多変量ロジスティック回帰分析またはコックス比例ハザードモデルを用いた。また，rFⅦaの投与量については高用量・低用量の区別が明確でないため，60μg/kgをカットオフ値とした。

結果

2006年1月から2011年12月までの間に心臓大血管手術を受けた27,977人の患者のうち164人（0.59%）にrFⅦaが投与されており，投与患者の88%に当たる144人を359人の非投与患者とマッチングした。また41人（28%）は術中に，92人（64%）は術後に，11人（8%）は術中および術後にrFⅦaの投与を受けていた。患者全体でみるとrFⅦa投与群は心不全や末期の腎不全，緊急手術など条件の悪い患者が多く，マッチング後も新鮮凍結血漿・血小板・クリオプレシピテート投与量にやや偏りはあったが，ほとんどの交絡因子はプロペンシティスコアマッチングによって条件を整えることができた。

マッチング後の主要評価項目の比較では，rFⅦa投与群の院内死亡率が40%であったのに対し，非投与群では18%とrFⅦa群で有意に死亡率が高かった（オッズ比2.82）。腎合併症も投与群で31%と，非投与群（17%）と比較して有意に多く（オッズ比2.07），AKIN分類による評価でも，rFⅦa投与患者では術後48時間以内にAKIを合併するリスクが非投与患者と比較して1.8倍（95%信頼区間：1.04-3.12）となった。一方で，神経学的合併症には有意差はなった。またrFⅦa

の投与量に関しては，低用量群（中央値42μg/kg，四分位範囲25-55μg/kg）高用量群（中央値114μg/kg，四分位範囲86-176μg/kg）との間で予後に有意差はなかった。

二次評価項目ではDVT・PE・MIなどに有意差はなかったが，術後人工呼吸期間・ICU滞在日数，在院日数はrFⅦa投与群で有意に遷延した。

考察

rFⅦa投与群で死亡率が増加した要因を明確に同定はできないが，腎合併症の増加が関与した可能性がある。一方，血栓性合併症に差がなかったのは予想外であった。本研究の結果は死亡率に有意差はないとした過去の報告とは異なるが，本研究ではマッチングにあらゆる因子を用いており，群間の条件は非常に整っている。本研究では，腎傷害が増加した機序は明らかになっていないが，人工心肺の使用による組織因子の発現や炎症亢進などによって腎血管や糸球体内では凝固傾向となり，腎合併症を増加させた可能性が考えられる。

結論

心臓外科手術患者におけるrFⅦa投与は術後の死亡率，腎合併症を増加させるが，投与量との関連はなかった。心臓外科手術患者に対する適応外のrFⅦa投与には注意喚起が必要である。

Editorial comments

rFⅦaの適応は先天性第Ⅶ因子欠乏症，インヒビターを有する血友病患者の出血抑制，後天性血友病患者の出血抑制，グランツマン血小板無力症に限定されている。しかし，心臓外科領域では2000年に人工心肺離脱後の難治性凝固障害に対し30μg/kgを単回投与し，投与後は出血が緩徐になったとのcase seriesが報告され，その後同様の報告が続いた。しかし，心臓外科手術に限らず大量出血患者におけるrFⅦa適応外使用の是非については未だに明確な結論に至っていない。本研究でも明らかなようにrFⅦaの投与が必要となる患者に遭遇する機会は少なく，前向きの研究を行うことが困難であることも背景にあると考えられる。小規模の研究ではあるが，2005年に研究協力者数19人で行われた前向き二重盲検化プラセボコントロール研究ではrFⅦa 90μg/kgの投与によって，輸血量は減少したと報告されている[1]。その後に行われた小規模の研究でも，輸血量が減少するという結果についてはおおむね一致しているが，投与後の血栓症や腎合併症といった安全性を十分に検証するには至っていない。これらの研究と異なり，本研究では製剤別の輸血量もマッチングしているにもかかわらず腎合併症・死亡率が増加していることに注意が必要である。rFⅦaの投与量が合併症に影響しているとの考え方から，少量投与（中央値12μg/kg）であれば合併症を増加させることなく輸血量を減少させるとの報告もあるが[2]，統計学的有意差はないもののAKI発症率（rFⅦa投与群vs非投与群：23.5% vs 13.7%）と死亡率（rFⅦa投与群vs非投与群：3.9% vs 2.0%）はrFⅦa投与群で高い傾向にあるという結果が示されている。rFⅦaの適応外使用に関するデータはオーストラリア・ニュージーランドが実施しているrFⅦa使用登録システムがもっとも大規模と思われるが，心臓外科領域における10年間のrFⅦa投与記録では，1,513人の投与患者中176人（11.5%）で血栓症を発症している[3]。投与・非投与の優劣にかかわらず，rFⅦaの投与患者では高い頻度で血栓症を発症する可能性があることには留意すべきである。

rFⅦaは第X因子の活性化を介してトロンビン産生を増幅する因子であり，血小板やフィブリノゲンを含めた他の凝固因子が枯渇している状態では止血効果を得られない。近年の大量出血治療ガ

イドラインにおいては初期治療としてフィブリノゲン投与の重要性が強調されているが，rFVIIaの投与は代替手段がない場合やあらゆる手段を講じたにもかかわらず止血に至らない場合に最終手段として行うものであり（推奨度は低い），予防投与に対しては否定的である[4,5]。

1) Diprose P, Herbertson MJ, O'Shaughnessy D, et al. Activated recombinant factor VII after cardiopulmonary bypass reduces allogeneic transfusion in complex non-coronary cardiac surgery：randomized double-blind placebo-controlled pilot study. Br J Anaesth 2005；95（5）：596-602.
2) Brase J, Finger B, He J, et al. Analysis of Outcomes Using Low-Dose and Early Administration of Recombinant Activated Factor VII in Cardiac Surgery. Ann Thorac Surg 2016；102（1）：35-40.
3) Zatta A, Mcquilten Z, Kandane-Rathnayake R, et al. The Australian and New Zealand Haemostasis Registry：ten years of data on off-licence use of recombinant activated factor VII. Blood Transfus 2015；13（1）：86-99.
4) Kozek-Langenecker SA, Ahmed AB, Afshari A, et al. Management of severe perioperative bleeding：guidelines from the European Society of Anaesthesiology：First update 2016. Eur J Anaesthesiol 2017；34（6）：332-95.
5) Task Force on Patient Blood Management for Adult Cardiac Surgery of the European Association for Cardio-Thoracic Surgery（EACTS）and the European Association of Cardiothoracic Anaesthesiology（EACTA）. 2017 EACTS/EACTA Guidelines on patient blood management for adult cardiac surgery. J Cardiothorac Vasc Anesth 2018；32（1）：88-120.

8 HES 製剤

岩井 健一

Q47 第三世代 HES 製剤の投与は急性腎傷害を増加させるか？

前向き観察研究

Modern hydroxyethyl starch and acute kidney injury after cardiac surgery: a prospective multicentre cohort.

Vives M, Callejas R, Duque P, et al.
Br J Anaesth 2016;117(4):458-63.

目的

近年，ICU 患者などの重症病態患者において，hydroxyethyl starch（HES）製剤の投与は，急性腎傷害（acute kidney injury：AKI）発症リスクを増加させるとされ，投与を控えるべきであるとの考えが一般的である。そこで，心臓外科周術期患者における HES 製剤投与が術後 AKI 発症リスクへ与える影響を検討することを目的とし研究を行った。

方法

解析対象は，スペイン 23 施設において，2012 年 9 月から 2012 年 12 月の 3 カ月間に，心臓外科手術を受けた 18 歳以上の患者 1,058 人とした（心臓移植患者，慢性維持透析患者を除く）。全患者を，術中もしくは術後に HES 投与を受けた患者（HES 群），受けなかった患者（非 HES 群）に群分けし，群間比較をすることで患者予後への影響を検討した。一次エンドポイントは acute kidney injury network（AKIN）criteria による AKI 発症率とし，二次エンドポイントは腎代替療法施行率とした。なお，すべての施設で第三世代 HES である，6% HES 130/0.4 が使用された。群間比較は Mann-Whitney U 検定，Fisher's exact 検定を用い，リスク因子解析は多変量解析と，propensity score（PS）matching 法を用いた。

結果

全 1,058 人（HES 群：350 人，非 HES 群：708 人）のうち，AKI は 377 人で発症し（36%），AKI 発症患者は，非発症患者に比べて院内死亡率が 15 倍高かった（10.6% vs. 0.7%，p<0.001）。患者背景において，非 HES 群は，EuroSCORE が高く，不安定狭心症・術前ショック合併・術前 IABP 使用・末梢動脈疾患合併・肺高血圧症合併，が高頻度であり，より重症と考えられた。また，両群間で行われた手術内容も統計学的差異を認めた。HES 群は，術後のヘモグロビン値が有意に低く，また，術後アドレナリン/ノルアドレナリン使用率が高かった。一方，非 HES 群は術後ドブタミン使用率が高かった。

AKI 発症率は非調整前の解析では両群間に有意差はなかった（HES 群 vs. 非 HES 群；37.4% vs. 34.8%，p=0.41）。また，多変量解析の結果でも HES 製剤の投与は AKI 発症リスク上昇因子とはならなかった（調整オッズ比：1.01，95% confidence intervals（CI）：0.71-1.46，p=0.91）。これは 670 人（335 ペア）で行われた PS matching 法による解析でも同様だった（オッ

ズ比：1.02，95% CI：0.94-1.12，p＝0.51）。

　腎代替療法は全体の 3.5％で施行され，PS matching 法による解析で HES 製剤の投与はリスク上昇因子とはならなかった（オッズ比：0.99，95% CI：0.63-1.30，p＝0.63）。

考察

　この結果は，既報の非心臓外科/心臓外科周術期患者におけるメタ解析の結果とも合致している。ICU 患者における研究群と結果の相違を見せた理由として，HES 製剤投与量の違い，患者重症度の違い（一般的に周術期患者は，代表的 ICU 患者である敗血症患者よりも軽症病態と考えられる），全身炎症の程度の違い，が考えられた。

結論

　心臓外科周術期患者における，第三世代 HES 製剤の投与は，AKI 発症率も，腎代替療法施行率も上昇させないことが示された。

Editorial comments

　従来，複数のメタ解析において[1-3]，周術期患者における HES 製剤投与の安全性が示唆されていたが，本研究は，無作為化比較試験ではないものの，23 施設において行われた多施設前向き観察研究であり，解析対象患者数も 1,058 名にのぼり，解析方法として PS matching 法を採用するなど，質の高い研究である。また，製剤として，日本でも使用している第三世代 HES である，6％ HES 130/0.4 が採用されており，その点でも実臨床において大変参考になる。一方で，HES 製剤の投与量，水分出納バランス，血行動態パラメータ等，AKI 発症に影響を与えるであろうデータの提示がないことや，AKI の定義を AKIN criteria で行っており，必然的に術後 48 時間以内の AKI 発症しか検討していない点（最新の Kidney Disease Improving Global Outcomes（KDIGO）criteria は 7 日以内の AKI を診断対象とする）は[4]，重要な limitation として認識すべきである。さらに，HES 製剤が仮に「無害」であったとしても，HES 製剤の「有用性」が示された質の高い臨床研究も現状見当たらないことから，HES 製剤を積極的に使用するのは早計と思われる。

1) Gillies MA, Habicher M, Jhanji S, et al. Incidence of postoperative death and acute kidney injury associated with i. v. 6% hydroxyethyl starch use：systematic review and meta-analysis. Br J Anaesth 2014；112（1）：25-34.
2) Jacob M, Fellahi JL, Chappell D, et al. The impact of hydroxyethyl starches in cardiac surgery：a meta-analysis. Crit Care 2014；18（6）：656.
3) Goren O, Matot I. Perioperative acute kidney injury. Br J Anaesth 2015；115 Suppl 2：ii3-14.
4) 急性腎障害（AKI）診療ガイドライン 2016，急性腎障害（AKI）診療ガイドライン作成委員会編，東京：東京医学社；2016.

Q48 第三世代 HES 製剤の投与は出血量や凝固系パラメータに影響を与えるか？

無作為化比較試験

Comparison of the effects of albumin 5%, hydroxyethyl starch 130/0.4 6%, and Ringer's lactate on blood loss and coagulation after cardiac surgery.
Skhirtladze K, Base EM, Lassnigg A, et al.
Br J Anaesth 2014 ; 112 (2) : 255-64.

目的

心臓外科周術期患者における hydroxyethyl starch (HES) 製剤投与が出血量や凝固系パラメータへ与える影響を検討することを目的とし研究を行った。

方法

オーストリア単施設において人工心肺下心臓手術を施行された患者 240 人（研究患者数設定のためにサンプルサイズ検定を行った）を 6% HES 130/0.4 投与群（Voluven™, HES 群），5% アルブミン投与群（human albumin；HA 群），乳酸リンゲル投与群（Ringer's lactate；RL 群），の 3 群に割り付け，無作為化比較試験を行った。各試験輸液投与量は，50 mL/kg を上限とし，それ以上の輸液が必要な場合は，RL が投与された。各試験輸液製剤は，その内容がわからないように輸液ラインも含めて盲検化された。一次エンドポイントは術後 24 時間の胸腔ドレーン排液量とし，二次エンドポイントは，輸血/凝固因子製剤投与頻度，血清ヘモグロビン値/血小板値/フィブリノゲン値，ROTEM™ を用いて測定した凝固系パラメータ（INTEM による clot formation time（CFT_{INT}；正常値 40-100 秒，値が小さいほどフィブリン網形成が速いことを示す，FIBTEM による maximum clot firmness（MCF_{FIB}；正常値 9-25 mm，値が大きいほど強固な血塊であることを示す）の推移，などとした。輸血/凝固因子製剤の投与は，ヘモグロビン値，フィブリノゲン値，CFT_{INT}，MCF_{FIB}，活性化部分トロンボプラスチン時間，活性化全凝固時間，血小板数，を用いたプロトコルで行われた。

結果

3 群間で患者背景に大きな差異はなかった。主な結果を表 1 に示す。一次エンドポイントである胸腔ドレーン排液量は，HES 群，HA 群で多い傾向を見せたものの，3 群間で有意差はなかった。赤血球輸血投与頻度は HES 群，HA 群で RL 群よりも有意に多かった。また，HES 群と HA 群の比較では有意差はなかった。新鮮凍結血漿製剤，血小板製剤，凝固因子製剤の投与頻度は 3 群間で有意な差はなかったものの HES 群，HA 群で高い傾向を見せ，フィブリノゲン製剤の投与頻度は HES 群，HA 群で有意に高かった。CFT_{INT}，MCF_{FIB} は，HES 群，HA 群で RL 群よりも有意に障害されていた。水分出納バランスは，HES 群，HA 群で RL 群よりも少なく管理しえていた。人工呼吸器管理期間，ICU/病院滞在期間，90 日死亡率に差はなかった。

考察

今回の結果は，『膠質液輸液は水分出納バランスを減少させ，一方，危惧された出血量はさほど増えない』，という点で，既報のメタ解析と同じ傾向を示した。HES 群，HA 群で赤血球輸血頻度や凝固系障害を悪化させた理由として，血液希釈効果（循環血液量増加効果）の違いが考えられた。

結論

心臓外科周術期患者における，第三世代 HES 製剤の投与は，術後出血量を有意には増加させな

表1 Summary of result

	HA群 (n=76)	HES群 (n=81)	RL群 (n=79)	p-value (univariate analysis)
chest tube drainage (mL)	835 (545-1,253)	700 (540-1,090)	670 (455-1,015)	0.0850
PRBCs (mL)	300 (0-600)	300 (0-600)	0 (0-300)	0.0004
PRBCs (%)	58	61	34	0.0013
FFP (%)	8	10	5	0.5152
platelets (%)	7	14	5	0.1186
fibrinogen (%)	12	16	4	0.0383
factor concentrate (%)	3	6	3	0.3921
CFT_{INT} (s)	baseline；69 (57-82) at ICU；137 (111-175) after 24h；100 (85-125)	baseline；69 (57-81) at ICU；185 (137-253) after 24h；89 (75-112)	baseline；74 (64-83) at ICU；107 (85-138) after 24h；84 (71-109)	NS <0.0001 0.0042
MCF_{FIB} (mm)	baseline；19 (15-22) at ICU；10 (9-13) after 24h；15 (13-19)	baseline；19 (15-22) at ICU；7 (6-10) after 24h；18 (14-21)	baseline；18 (15-21) at ICU；13 (11-17) after 24h；18 (16-20)	NS <0.0001 0.0266
total fluid balance (mL)	6,228 (2,456)	7,365 (2,980)	8,336 (2,810)	<0.0001
study solution (mL/kg/day)	44 (34-49)	42 (35-48)	47 (41-49)	0.0084
crystalloid/colloid ratio	1.4 (0.9-2)	1.7 (1.2-2.5)	NA	0.0281

HA, 5% human serum albumin；HES, 6% hydroxyethyl starch 130/0.4；RL, Ringer's lactate；
PRBCs, packed red blood cells；FFP, fresh frozen plasma；CFT_{INT}, clot formation time；MCF_{FIB}, maximal clot firmness；ICU, intensive care unit；
NS, not significant；
Values for chest tube drainage, PRBCs, CFT_{INT}, MCF_{FIB}, study solution, and crystalloid/colloid ratio are expressed as medians（25/75% percentile）.
Values for total fluid balance is expressed as means（SD）.
all other variables are depicted as percentages.

いものの，赤血球輸血投与頻度を増加させ，凝固系障害を悪化させた。

Editorial comments

　HES製剤による凝固系障害や血小板機能障害のメカニズムは完全には判明していないが，現在，想定されている機序として[1-3]，第VIII因子とvon Willebrand因子（vWF），また，血小板表面に存在するGPIIb/IIIaへの障害が挙げられる。HES製剤が投与されると第VIII因子とvWFの血中濃度が80％程度希釈性に減少するとの報告もあり，結果として，それらとvWFを介して行われる内因性凝固カスケードの進行が抑制されたり，血小板遊走能が低下したりすると考えられている。また

HES製剤はGPⅡb/Ⅲaの形態自体にも変化を与え，その結果としてGPⅡb/Ⅲaとフィブリノゲンを介して行われる血小板凝集が抑制されてしまうとも考えられている．今回の研究結果は，この説明をよく表しており，HES製剤やHA製剤の投与により出血量に差がないにもかかわらず，おそらく希釈性の血清ヘモグロビン値の有意な減少を来し，その結果として赤血球輸血投与頻度の上昇が見られ，次いで希釈性の凝固系障害を来したと考えると解釈しやすい．

さらには，膠質液輸液の優位性の根拠となる「より有効な循環血液量増加効果」によりもたらされた，「より少ない水分出納バランスでの周術期管理」が，人工呼吸器管理期間，ICU/病院滞在期間，90日死亡率，のいずれにも影響を与えなかったことは，これらのアウトカムを検討するにはサンプルサイズが少ない懸念があるにせよ，記憶にとどめるべきである．

また，本研究はVolven™の販売元である，Fresenius Kabi社のサポートを受けていることにも注意したい．

1) Kozek-Langenecker SA. Effects of hydroxyethyl starch solutions on hemostasis. Anesthesiology 2005；103 (3)：654-60.
2) Treib J, Haass A, Pindur G. Coagulation disorders caused by hydroxyethyl starch. Thromb Haemost 1997；78 (3)：974-83.
3) 福島東浩, 内野滋彦, 瀧浪將典. ヒドロキシエチルスターチの安全性と有効性. 日集中医誌 2014；21 (3)：235-42.

9 麻酔管理

1 CABG

清水　淳

Q49 大動脈内バルーンパンピング（IABP）は重症症例の冠動脈バイパス手術（CABG）術前に予防的に挿入すべきか？

メタ解析

Preoperative intra-aortic balloon pump use in high-risk patients prior to coronary artery bypass graft surgery decreases the risk for morbidity and mortality-A meta-analysis of 9,212 patients.

Deppe AC, Weber C, Liakopoulos OJ, et al.
J Card Surg. 2017 ; 32（3）: 177-85.

目的

冠動脈バイパス手術（coronary artery bypass grafting : CABG）施行前に予防的に大動脈内バルーンパンピング（intra-aortic balloon pumping : IABP）を挿入することが生命予後，心筋梗塞発生率，脳血管障害，腎機能障害，ICU滞在期間に対してどのような影響を及ぼすかを評価する。

方法

「ハイリスク症例に対するCABG施行前の予防的IABP使用の有効性」に関する7つの無作為化比較試験（RCT），16の観察研究から9,212例を抽出（7RCT症例1,086人は全体の11.7％）メタ解析を行った。

結果

術前24時間から術直前にIABPを挿入。駆動時間は49±41時間。

①死亡率

　23研究全体ではIABP群：コントロール群＝6.0％：6.5％（IABPで低い傾向あり）

　RCTのみで比較するとabsolute risk reduction（ARR絶対危険度減少）がIABP群で4.4％となり有用性が示された。

　サブ解析ではoff-pump群でARR 3.4％で有意差ありに対して，on-pump群ではARR 0.6％で有意差なし。

②心筋梗塞

　研究全体で発症率は8.4％　IABP群で有意に少ない（6.6％ vs 9.7％）7RCTではIABP 18.8％ vs control 24.8％と効果はより鮮明になる。

③低心拍出

　IABPによって発生率は有意に減少する。コントロール群で2倍の発生率があり，相対危険度減少率（relative risk reduction）は49.7％。

④腎機能障害

　全体の発生率は7.2％　IABP群ではARR 3.3％（減少する）　RCTのみの解析ではIABPで減少するが有意差なし。

⑤脳血管障害

全体の発症率は3.3%　IABPの導入により脳血管障害は減少。

⑥その他のアウトカム

心房細動：群間に有意差なし

深部創部感染：群間に有意差なし

ICU滞在期間：IABP群で減少

IABPに伴う合併症：下肢虚血，局部感染，出血など，は667症例（10研究）あり，IABP関連合併症の発生率は3.0%（下肢虚血を呈した10例中9例は抜去後に改善）

考察

SHOCK2trial（Editorial commentsを参照）では，

- 299例のコントロール群のうち30例（10%）はIABPを最終的に使用している
- IABP挿入群のうち13例（4%）はIABP非使用で，かつ他の10例は使用開始前に死亡している
- Cross overした症例（振り分け後に群を変更した症例）がIABP群で4.3%　コントロール群で10%生じている（intention to treat解析が行われているため，IABPの効果が低く出る可能性がある）
- 19例は早期の血行再建が行われておらず，9例は冠動脈疾患ではなかった
- 86.6%の症例でIABPが開始されたのは術後であり，この時期の開始はIABPによる介入が有用でない可能性がある。
- IABP非使用群では心補助デバイスの使用率が高い

などの点から結果を疑問視する意見もある。

SHOCK2tiralのサブグループ解析でper-protocol解析（割付された介入を最後まで続けた症例のみを解析する方法，cross overした症例や脱落症例は除外する）を行った結果では，30日死亡でIABP群が3.9%少なく有意差は認められなかったが，この値は今回の結果4.4%と類似する。

SHOCK2trialでも50歳以下に限定した解析ではIABPに有利な結果が出ている。

本研究では特にoff pump CABGでIABPの予防的使用で有意な結果が得られたが，後ろ向き研究2件で有意差を認めなかった報告がある。

Editorial comments

2004年のAHA/ACCや，2008年のESCのガイドラインではIABPの予防的使用はclass 1に分類されていたが，2011年のCRISP AMI trial（非ショック症例でPCI前に予防的にIABPを挿入しても梗塞サイズ減少や予後改善効果がない）や，2012年に行われたIABP SHOCK2trial（心原性ショック症例でPCIまたはCABGに先立ち，IABPを予防的に使用しても30日予後は改善されず。6ヵ月，1年後においても生命予後，再梗塞率，冠動脈再治療率で有意差を認めなかった。）を受けて，その後のガイドラインではIABPの予防的な使用に関しては推奨度が落とされる傾向にある。

本研究ではCABGを前提としたIABPの予防的使用に関しては優位な差を認めているが，解析に使用された研究中にSHOCK2trialは含まれていない（治療の選択肢をCABGに限定していないため）。一方で，引用された研究はいずれも規模（症例数，追跡期間）が小さく，単独で予後の差を示

すには power 不足であることを limitations 中で指摘している。本 CQ に関しては今後もしばらく議論がなされると思われるが，参考のために CQ に関する review を提示する[1]。

1) MacKay EJ, Patel PA, Gutsche JT, at al. Contemporary Clinical Niche for Intra-Aortic Balloon Counterpulsation in Perioperative Cardiovascular Practice：An Evidence-Based Review for the Cardiovascular Anesthesiologist. J Cardiothorac Vasc Anesth. 2017 Feb；31（1）：309-20.

Q50 Off-pump 冠動脈バイパス手術（CABG）の on-pump への術中変更（conversion）はどの程度の危険性を伴うのか，また予測因子は何か？

症例対照研究

Conversion from off-pump coronary artery bypass grafting to on-pump coronary artery bypass grafting.
Keeling B, Thourani V, Aliawadi G, et al.
Ann Thorac Surg 2017；104（4）：1267-4.

▶ 目的

Off-pump CABG から on-pump CABG への conversion に関して①発生率，②原因（「視野不良」や「出血または循環破綻」）による危険率の差，③発生の危険因子の3つに関して調査（「出血または循環破綻」群で危険性が高いと仮定）した。

▶ 方法

2007年7月から2014年6月 STS（Society of Thoracic Surgeons）National Adult Cardiac Database から off-pump CABG 症例のうち 196,576 例（除外基準あり）を対象とした。①off-pump 完遂，②planned conversion，③視野不良による unplanned conversion，④出血や循環破綻による unplanned conversion にわけて，集計を行った[注1]。

「出血または循環破綻」群に対しては，多変量分析を行い，得られた結果から，発生予測スコアリングシステムを構築した。

▶ 結果

Conversion は 10,848 症例（5.5%）で発生〔planned 5,385（49.6%）視野不良 1,429（13.2%）出血または循環破綻 4,034（37.2%）〕。

「出血または循環破綻」群では，術前因子としては3枝病変，術前 IABP 使用，低心拍出率が有意に多く，術中因子では緊急症例が多かった。

術後アウトカムは，conversion 群で（原因によらず）院内死亡率が増加した。（非 conversion 群 1.3%「視野不良」群 2.4%「出血または循環破綻」群 6.4%）。腎機能障害，長期挿管でも同様の傾向が認められた。

危険因子は，術前 IABP，緊急症例，末梢吻合数の増加，2週間以内の心不全，STSscore の上昇があげられた。これらの結果から「出血または循環破綻」に対する予測スコアリングを得た[注2]。

▶ 考察

本報告での conversion 発生率 5.5% は，STS database に基づいており，今後行われる各種研究の標準的な値となりえる。

「出血または循環破綻」群では院内死亡率は OPCABG 症例のほぼ4倍に達し，術後の腎機能障害や，脳梗塞の発生率は2倍以上となる。

一方でOPCABG完遂群では院内死亡率1.2%と予測値よりも低く，脳梗塞発生率0.8%，長期挿管7.1% 腎機能障害2.5%も予測値よりも低い。OPCABGに適正な症例を選べば良好な結果が得られる可能性がある。予測死亡率が増加すると，conversion率も増加するが，OPCABGによるメリットが大きい症例は，このようなリスクの高い症例であることも示されている。予測死亡率が5.5%を越すとconversion率はむしろ下がることが示されており[注3]，予測システムを使用することで，OPCABGの至適症例を見つけられる可能性がある。

Editorial comments

Conversionは術前のリスクが高いものほど発生率が高く，発生すると死亡率が増加する。一方で，リスクの高い症例ほどOPCABGのメリットがあるともされている。このため，OPCABGの対象症例をどのようにして抽出したら良いのか疑問が生じる。Planned conversionなどでは，死亡率は増加しないとする報告もあり，術中早期に決断し，planned conversionを行えばその危険を避けられるとする方法論もありえたが，「原因によらずconversionによって死亡率が増加する」ことが示されており，それは否定的となった（ただし，planned conversionの定義が曖昧で，決定的な報告とはいえないかもしれない）。

今回提示されたスコアリングシステムは症例抽出に有効かもしれないが，OPCABGを取り巻く環境は国により違いがあり（下記），利用には注意を要する。

「off-pumpとon-pumpのどちらがいいのか？」に関しては，各症例，術者，チームごとに状況が異なる。本報告でも，患者因子だけを検討して，術者の要因は検討していないとの指摘をしており，術式の選択はエビデンスだけではできないと考える。

注1) STS databaseではconversionをまずplannedとunplanned（さらに原因別に6つに分類）に分けているが，「planned」に関する定義が曖昧であり，多くのconversionがここに入ってしまう可能性がある。本研究ではSTSの分類をそのまま利用しているため，conversionの原因ごとの結果に影響することが懸念される。

注2) 論文のfig1では，症例ごとにスコアを合計し，最後に8を加算する（0以下の値が出ないようにしている）。「No. of diseased Vessels」でnoneが20点となっているが，これはLMT単独病変が含まれているため。

注3) 米国におけるOPCABG施行率は15%まで低下しており，術者の1/3はOPCABGを行っておらず，全体の86%の術者は年間20症例以下しか行っていない。OPCABGの成績は経験数と関連することが示されており，予測死亡率が5.5%を越すとconversion率が逆に低下するのは，経験のある術者しか予測死亡率の高い症例ではOPCABGをしていないことが原因として推測される。

Q51 冠動脈バイパス術（CABG）手術には吸入麻酔薬と静脈麻酔薬のどちらが適しているのか？

メタ解析

Inhalation versus intravenous anaesthesia for adults undergoing on-pump or off-pump coronary artery bypass grafting: a systematic review and meta-analysis of randomized controlled trials.

El Dib R, Guimarães Pereira JE, Agarwal A, et al.
J Clin Anesth 2017；40：127-38.

目的

CABG（on-pump, off-pump）における吸入麻酔薬（主にセボフルランとデスフルラン）と静脈麻酔薬（主にプロポフォール）の無作為化比較試験（randomized controlled trials：RCT）のメタ解析を行い死亡率，有病率を検証した。

方法

「18歳以上の冠動脈バイパス手術」に対して吸入麻酔薬（セボフルラン，イソフルラン，デスフルラン，エンフルラン）と静脈麻酔薬（プロポフォール，フェンタニルなど）の有効性を比較したRCTを対象とした。弁膜症手術併用例，神経ブロックを使用したものは除外した。各アウトカムにGRADE guidanceに基づいて評価を行った（GRADEでは採用された論文ごとではなく，研究横断的に結果（アウトカム）ごとにグレード付けがなされる）。

結果

58のRCTから6,073症例を抽出した。

①セボフルラン VS プロポフォール

On-pump 2RCT 597例，セボフルラン群で180から365日後の死亡率が有意に低下（GRADE 高）。

On-pumpとoff-pump 2RCT 556例 30日以内の死亡率と腎機能障害の発生に関して有意差なし（GRADE 低）。

Off-pump 2RCT 82例，セボフルランで術中の心拍出係数が有意に保たれる。ただし，中心静脈圧と平均動脈圧では2群間で差なし。

On-pump 2RCT 350例，セボフルランで術後に使用する心血管作動薬が有意に少ない。血管収縮薬の使用量でもセボフルランで有意に少ない。

On-pump 2RCT 50例，セボフルランで最高左室内圧（術後のエコー検査で比較）が有意に高い。

On-pump 1RCT 320症例，セボフルラン群でICU滞在期間が有意に短い（GRADE 高）。

（1RCT off-pump 94症例ではセボフルランとプロポフォールで有意差なし）

②イソフルラン VS プロポフォール

On-pump 4RCT 450症例，180-365日間の死亡率で比較。プロポフォール群だけで3例の死亡例があったものの，群間に有意差なし（GRADE 中）。

③デスフルラン VS プロポフォール

On-pump 3RCT 612症例，180-365日間の生命予後において群間に有意差なし（GRADE 中）。

On-pump 症例　2RCT 208 症例，デスフルランで術後の心拍出量が有意に高い。ただし，平均肺動脈圧，心筋梗塞発生率などでは有意差なし。

④エンフルラン VS プロポフォール

　　術後 30 日死亡を比較した 2RCT　94 例，群間で差なし（GRADE 中）。

考察

　　セボフルランはプロポフォールに対して CABG 術後 180 から 365 日までの死亡率の低下，心血管作用薬の使用量の減少の点で優れており，セボフルランとデスフルランはプロポフォールに比べて心拍出係数に与える影響が少ない。

　　セボフルランはコストの面でもプロポフォールの半分以下となっている（セボフルラン $58.08 vs プロポフォール $129.91）。

Editorial comments

　　本報告の解釈には注意を要する。論文中にも指摘されているが，58RCT の各々でアウトカムがバラバラでデータの集約が困難であり，2RCT でのセボフルランとプロポフォールの長期予後の差以外には有意と取れるものは少ない。58 中 35 の RCT では研究デザインの開示が不十分であり，症例数 300 以上の 5RCT を除けばサンプルサイズが小さく，10RCT ではデザインに問題がありバイアスが生じる可能性があることも指摘している。出版バイアスに関しても 10 以上の RCT をまとめたアウトカムがなかったために funnel plot による検証ができなかったとしている。

類似文献：Uhlig C, Bluth T, Schwarz K, et al. Effects of Volatile Anesthetics on Mortality and Postoperative Pulmonary and Other Complications in Patients Undergoing Surgery：A Systematic Review and Meta-analysis. Anesthesiology 2016；124（6）：1230-45.

2 TAVR

大塚 祐史

Q52 頸動脈アプローチによる TAVR の麻酔：意識下鎮静法による局所麻酔か全身麻酔か？

後ろ向きコホート研究

Transcarotid transcatheter aortic valve replacement：general or local anesthesia.
Debry N, Delhaye C, Azmoun A, et al.
JACC Cardiovasc Interv 2016；9（20）：2113-20.

▶ 背景

頸動脈アプローチによる経カテーテル的大動脈弁置換術（transcarotid transcatheter aortic valve replacement：TC-TAVR）に関する報告が散見されるが，適切な麻酔法の選択や，麻酔法の違いがアウトカムに与える影響について，検討した研究はない．

▶ 目的

局所麻酔と意識下鎮静法を組み合わせた低侵襲戦略（minimally invasive strategy：MIS）で行った TC-TAVR のアウトカムを，通常の全身麻酔（general anesthesia：GA）で行った場合と比較検討する．

▶ 方法

フランスの 2 施設において，2009 年から 2014 年に，MIS または GA で TC-TAVR が行われた患者 174 人に関して，valve academic research consortium-2 consensus（VARC-2）で定義される TAVR 術後 30 日の複合エンドポイント[1]，脳卒中の発生，1 年後の総死亡/心血管死亡を，後ろ向きに解析した．TC-TAVR の適応は，経大腿動脈（transfemoral：TF），経心尖部，直接大動脈，経鎖骨下動脈の，すべてが困難な場合とした．麻酔法の選択は，個々のハートチームに一任された．MIS は，局所浸潤麻酔とレミフェンタニルによる意識下鎮静法で行われた．

▶ 結果

MIS 群 52 人（29.8％），GA 群 122 人（70.1％）であった．3 人が術中死したが，外科的大動脈弁置換術への移行はなかった．疼痛と呼吸の悪化を理由に，4 例が術中に MIS から GA へ移行した．MIS 群の 2 人は，頸動脈クランプテストで意識レベルが低下し，一時的にシャント留置を行った．アウトカムに関して，MIS と GA の群間に有意差を認めなかったが，入院期間中に脳卒中/一過性脳虚血発作が生じた 10 人はすべて GA で，入院期間も GA で有意に長かった．

▼ Editorial comments

TF-TAVR が不可能な患者のアクセス選択は，ハートチームカンファレンスにおける主要な議論のひとつである．GA が禁忌であれば，代替案は MIS による鎖骨下動脈アプローチのみであるが，条

件を満たさないことも少なくない。この場合，MISによるTC-TAVRが唯一の解決策となるであろう。TC-TAVRはフランスで2009年に初めて行われ，体表に近い総頸動脈をアクセスとするため局所麻酔で血管を露出可能な点と，大動脈弁までの距離が近いことが，主な利点として挙げられる[2]。2017年現在，日本でTC-TAVRは認可されていないが，将来的には，MISによるTF-TAVRが不可能な場合の代替アプローチとして登場する可能性がある。ちなみに本研究の舞台となった2施設では，全TAVRの約6%が，TC-TAVRで行われていた。

しかし麻酔科医にとって，MISで行うTC-TAVRは大きな災いである。顔面をドレープに覆われた鎮静中の患者に対するコミュニケーションや，呼吸の評価はどうすべきなのか。突発的な体動への対応や，過鎮静による低酸素血症，そして危機的状況に際しての緊急気道確保は，迅速に可能なのか。麻酔科医が克服すべき課題は少なくないが，残念なことに本研究ではその詳細が示されなかった。その他にも，局所浸潤麻酔の実際，エコーガイド下頸神経叢ブロックの可能性，安全な鎮静薬の投与法など，麻酔科医が検討すべき点は少なくない。MISで行うTC-TAVRが普及するためには，麻酔科領域に焦点をあてた研究も必要であろう。

1) Kappetein AP, Head SJ, Généreux P, et al. Updated standardized endpoint definitions for transcatheter aortic valve implantation : the Valve Academic Research Consortium-2 consensus document. Eur Heart J 2012；33（19）：2403-18.
2) Azmoun A, Amabile N, Ramadan R, et al. Transcatheter aortic valve implantation through carotid artery access under local anesthesia. Eur J Cardiothorac Surg 2014；46（4）：693-8.

TAVR周術期の脳塞栓症予防：脳塞栓予防デバイスは安全で有効か？

無作為化比較試験

Protection against cerebral embolism during transcatheter aortic valve replacement.
Kapadia SR, Kodali S, Makker R, et al.
J Am Coll Cardiol 2017；69（4）：367-77.

背景および目的

経カテーテル的脳塞栓予防（transcatheter cerebral embolic protection：TCEP）デバイスは，経カテーテル的大動脈弁置換術（transcatheter aortic valve replacement：TAVR）周術期脳塞栓症を予防する可能性がある。今回，腕頭動脈と左総頸動脈にフィルターを留置する形状のTCEPに関する安全性と，脳塞栓症予防効果について検討した。

方法

アメリカとドイツの19施設で，TAVRを予定された患者363人を，無作為にTCEP使用群（n＝244）とコントロール群（n＝123）に振り分けて，術後30日以内の心臓脳血管合併症（major adverse cardiac and cerebrovascular event：MACCE）の頻度と，術後2-7日以内の新規脳梗塞容積（MRIで評価）を指標に比較し，TCEPの安全性と有効性に関して検討した。デバイスで捕捉される塞栓子の分析も行った。

結果

TCEPは，MACCEを38%，新規脳梗塞巣容積を42%，それぞれ減少させたが，いずれも統計学的に有意差を示すことは出来なかった（MACCE：7.3% vs 9.9%，新規脳梗塞容積：102 mm^3 vs 178 mm^3）。TCEP群では99%の患者で，フィルターに塞栓子（血栓，動脈壁，弁組織，石灰

化組織，異物）が捕捉された。

Editorial comments

　TAVR周術期の脳卒中は，TAVRデバイスの進化により，その頻度は低下しているものの，依然として予後を左右する重篤な合併症である[1]。脳卒中の原因は，カテーテル操作により遊離する壁在血栓や大動脈弁組織片による脳塞栓症と考えられていたが，フィルターで捕捉した塞栓子を分析した本研究は，これに矛盾しない結果となった。TAVR周術期にMRI検査を行った研究では，80％以上の患者に微細な新規脳梗塞が発生することが示されており[2]，その多くは無症候性と考えられていたが，実はこれらの微小塞栓症が，脳高次機能障害，認知症の進行，将来的な脳梗塞発症の素因，そして長期予後の悪化に関与する可能性が示唆されている[3]。このような状況を背景に，さまざまなTCEPデバイスが開発されてきた。残念ながら，本研究ではTCEPの効果を有意に示すことはできなかったが，その理由のひとつには，4種類のデバイス（SAPIEN XT，SAPIEN 3，CoreValve，Evolut R）を，一括して評価せざるを得なかった研究デザインが挙げられる。アクセス部位，デリバリーシステム，大動脈弓におけるデバイスの挙動，自己拡張型あるいはバルーン拡張型など，個々のTAVRデバイスの性質により脳塞栓症のリスクが異なることは想像に難くない。やはり単一のデバイスを用いた研究が望ましかったであろう。

　いずれにしても，TAVR周術期の脳卒中発生メカニズムは想像以上に複雑であり，TCEPのみで解決可能なわけではない。詳細な病態の解明に基づくハイリスク患者の同定，TAVRデバイスの改良や手技向上，周術期の抗凝固/抗血小板療法の検討など，多面的な対策が不可欠である。TCEPデバイスに関しても，留置に伴う塞栓症のリスク評価，フィルター性能の向上，左椎骨動脈領域に対するプロテクションの必要性，遅発性脳塞栓症（術後数日内の発症）に対応した適切な抜去時期の検討など，解決すべき課題は多い。周術期脳卒中を防ぐためには，さらなる研究が必要である。

1) Smith CR, Leon MB, Mack MJ, et al. Transcatheter versus surgical aortic-valve replacement in high-risk patients. N Engl J Med 2011 ; 364（23）: 2187-98.
2) Fairbairn TA, Mathr AN, Bijsterveld P, et al. Diffusion-weighted MRI determined cerebral infarction following transcatheter aortic valve implantation : assessment of predictive risk factors and relationship to subsequent health status. Heart 2012 ; 98（1）: 18-23.
3) Lansky AJ, Brown D, Pana C, et al. Neurologic complications of unprotected transcatheter aortic valve implantation（from the neuro-TAVI trial）. Am J Cardiol 2016 ; 118（10）: 1519-26.

3 MICS

能見 俊浩

Q54 右小開胸下僧帽弁手術に経皮的上大静脈脱血管挿入は必要か？

無作為化比較試験/交差試験

Percutaneus superior vena cava drainage during minimally invasive mitral valve surgery：a randomized, crossover study.

Bainbridge T, Chu MW, Kiaii B, et al.
Cardiothorac Vasc Anesth 2015；29（1）：101-6.

目的

僧帽弁手術では開心術中の無血野を得るため一般的に上下大静脈からの脱血が必要とされている。術野からの脱血管挿入が困難な右小切開開胸下僧帽弁手術（MICS-MV）では脱血管を大腿静脈から上大静脈まで進めることで上大静脈の脱血を行うが，上大静脈内のカニューラ留置では術中の左心房を牽引する操作により静脈還流が妨げられてしまい脳循環への影響が懸念されている。そのため MICS-MV では右内頸静脈からの経皮的上大静脈脱血管挿入が行われることが多い。今回は経皮的上大静脈（PSVC）脱血管の有無による血行動態および脳灌流への影響，術中に良好な視野が得られるかを検討した。

方法

対象は本研究の承諾を得られた右小切開開胸下僧帽弁手術（MICS-MVR）を予定された患者 40 人（年齢 18 歳以上 80 歳以下）。脳循環の評価のため近赤外線脳組織酸素飽和度測定装置（BNIR：INVOS5100）を装着後，全身麻酔導入した。経食道心エコープローブ（TEE）を挿入した。麻酔科医が右内頸静脈よりエコーガイド下に中心静脈カテーテル，経皮的上大静脈脱血管のガイドワイヤー計 2 本を挿入し，TEE にて右心房内に先端を確認後，ヘパリン 5,000 単位静注し中心静脈カテーテル挿入し，脱血管を深さ 8 cm に留置した。術野より大腿動脈から送血管を挿入，大腿静脈からマルチステージ脱血管を挿入し先端が上大静脈内にあることを TEE で確認した（図 1 参照）。

すべての送脱血管が適切に留置されたことを確認した後に手術開始した。体外循環回路は術者の判断により，conventional CPB circuit と resting heart circuit の 2 種類の回路が用いられた。ランダム化はエンベロープ法にて行い，麻酔科医が心停止下体外循環中に覆布の下で PSVC カニューラを遮断（介入），遮断解除（対象）をそれぞれ 20 分間，計 40 分間の観察を行った。この間，外科医および体外循環技師には遮断の状況と BNIR の値は開示せずに行った。

測定項目は血圧，中心静脈圧，BNIR 値，動脈血中乳酸値および pH，をそれぞれ 5 分間隔で記録した。術中視野は four-point Likert scale：4 段階リッカート尺度（1：良好な視野〜4：不良な視野）にて評価した。

結果

40 症例のうち，TEE プローブ挿入不可，PSVC 挿入不可，BNIR 値の逸脱を除外した 35 症例

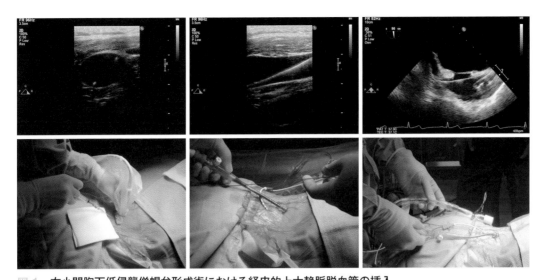

図1　右小開胸下低侵襲僧帽弁形成術における経皮的上大静脈脱血管の挿入

エコーガイド下に穿刺，ガイドワイヤーを留置（中心静脈カテーテルと脱血管の2本確認できる）脱血管留置後，血液の流出を確認後固定しヘパリン加生理食塩水で満たす。

が対象となり解析が行われた。体外循環回路は conventional CPB circuit が28症例，resting heart circuit が7症例に対し用いられた。しかし MICS において resting heart circuit の使用が中断されたため，当研究でも早期に使用の中止を余儀なくされた。

当研究でもっとも重要視された BNIR の測定値は PSVC 遮断中においても変化は認められなかった。他の測定項目では中心静脈圧（CVP）のみ PSVC 遮断にて 11.6±4.8 mmHg コントロール群の 6.1±6.1 mmHg に対し有意差（$p<0.001$）を認めたが，それ以外の測定項目では有意差は認められなかった。

考察

本研究では PSVC カニューラの有無により BNIR は変化しないことが示された。次いで PSVC カニューラの利点として，良好な静脈還流による CVP の低下と良好な術野が得られることが示された。

著者らは BNIRS が脳虚血を反映する指標として使用した。NIRS はこれまで多くの報告において有用性は認められているが，ヘモグロビン濃度による影響などさまざまな問題点もまた指摘されている。NIRS の測定値は，基準値（baseline）から25％以上の低下もしくは測定値が50％を下回る状態で脳虚血の兆候が示されるとの報告が多い。

MICS-MVR における体外循環の方法，特に脱血管の挿入部はこれまでも多くの検討が重ねられている。原則的に大腿静脈から IVC に脱血管を挿入・留置されるが，適切な部位での留置が困難な症例があること，心房の牽引などで SVC から十分な脱血が得られないなど不利な点が指摘されている。対策として段階式多孔型の脱血管を SVC まで進める方法，開胸した術野から SVC 脱血管の追加，経皮的に SVC への脱血管挿入，これらはいずれも体外循環回路への良好な静脈脱血を得る目的で行われている。著者の施設では経皮的 SVC 脱血を行っている。この手技は難しくはないが危険がないとはいえず，他の施設では大腿静脈単独での脱血管のみで MICS を行っているところもある。

本研究では患者間の個体差などに影響されない交叉試験で，PSVC カニューラの有無による脳循

環への影響を検討した。

結論

MICS-MVRでは，経皮的上大静脈カニューラの使用により体外循環への脱血を改善することで，良好な術野を得ることができる。ただしカニューラの留置が困難な場合，中心静脈圧の増加は認められるが脳灌流は影響を受けないと考えられる。

右小開胸低侵襲心臓手術後片側性肺水腫の要因は？

後ろ向き症例対照研究

Unilateral postoperative pulmonary edema after minimally invasive cardiac surgical procedures : a case-control study.
Tutschka P, Bainbridge D, Chu MW, et al.
Ann Thorac Surg 2015 ; 99（1）: 115-22.

目的

術後片側性肺水腫は体外循環を用いた右小開胸低侵襲心臓手術（MICS）の合併症として多く報告されており，時として重篤な臨床経過となる。著者らは片側性肺水腫について後ろ向き症例対照研究で行った。本研究の目的は①MICS術後の片側性肺水腫の頻度，②危険因子の同定，③臨床上の重要な特徴を明確にすることにある。

対象と方法

本研究は2005年から2012年の間に体外循環下に右開胸で行われたMICSを対象とした。主要評価としては術後第1病日の胸部X線画像で右側が左側に対し，無気肺では説明できない陰影の領域が20％以上を占めている状態と定義した。胸部X線画像は2人以上で個別に読影を行い双方の同意を持って判断した。副次評価に含まれるものは抜管の遅延（ICU入室後24時間以上），術後のP/F比，不安定な血行動態（ICU入室後24時間以上の血管作動薬の使用）人工呼吸時間およびICUと入院滞在期間，気管切開と死亡率とした。

手術は定型的なMICS（右小切開，大腿動静脈カニュレーション，常温下体外循環）で行われた。輸液管理は基準化せず体外循環前に晶質液がおおむね1L輸液された。また体外循環のプライミングには1,000～1,500 mLの晶質液を利用した。ICU帰室後は80 mL/hで12-15時間，輸液を維持した。

患者は主要評価に合致した群（症例群）と非合致の群（標準群）に分け統計処理を行った。

結果

MICSを受けた278人より術中死亡1例を除外し277例が対象となった。68例（25％）が主要評価に適合した症例群となった。患者背景は症例群で高齢，肺高血圧，右心不全の傾向がみられた。また症例群では僧帽弁手術に多く，体外循環時間と大動脈遮断時間が長いことが示された。臨床の転帰は症例群においてP/F比の低下，抜管の遅延，血管作動薬の投与時間，ICUおよび入院期間の延長が優位に認められた。胸部X線画像上，右側の片側性に認められる術後の陰影像はCOPD，肺高血圧，右心不全が独立危険因子となった。

考察

再拡張性肺水腫は古くは気胸解除後や胸水排液後に伴うまれな合併症と記述されている。その機

序は肺動脈楔入圧の上昇に伴う静水圧の増加との関連性は低く，虚血再灌流障害や炎症反応および血管透過性の亢進によるものと考えられている．本研究でも体外循環時間，COPD，肺高血圧，右心不全が術後肺水腫の危険因子と判明したが，これも同様の機序と考えることができる．

　胸骨正中切開による体外循環を使用した心臓手術では，体外循環中に肺を虚脱させているにもかかわらず再拡張性肺水腫の報告は少ない．再拡張性肺水腫とMICSとの関連性はいまだ解明されてはいない．しかし本研究においてMICSの右開胸下による片肺換気と体外循環を用いた術後片側性肺水腫の発生頻度は25％と高率であることが示された．片側性の術後肺水腫を引き起こす要因として考えられたのは分離肺換気の方法と担当麻酔科医，術者と手術手技等について検討したが有意差は認められなかった．

　著者らは本研究が後ろ向き研究によるためいくつかの制約が生じていると述べている．胸部X線画像上の変化の原因が再拡張性肺水腫のみでは説明できないことも挙げている．これらは主要評価項目の検討も含めて今後の研究課題である．

　それでもなお本研究の結果はMICSの術後片側性肺水腫の危険因子および術後経過が不良となることが明らかとなった．外科医はこれらの危険因子を十分考慮してからMICSか胸骨正中切開による術式かを選択すべきである．

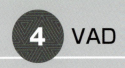

4 VAD

佐島 威行

LVAD 植込みにおいて右心不全は予期できるのか？

後ろ向き観察研究

Predicting right ventricular failure in the modern, continuous flow left ventricular assist device era.
Atluri P, Goldstone AB, Fairman AS, et al.
Ann Thorac Surg 2013 ; 96 (3) : 857-64.

目的

　LVAD（left ventricular assist device）植込み後，右心不全が予後に大きく影響する。近年の持続流型 VAD では肺血管抵抗を減らし，右室を unloading することで右心機能を改善させることが知られている。しかし，LVAD 植込み後の右心不全は依然として，予後を悪化させる因子であり，右心不全，RVAD（right ventricular assist device）植込みを予期できるように，この研究は行われた。

方法

　対象は 2003 年から 2011 年にペンシルベニア大で行われた LVAD 単独（n=167 人）もしくは BiVAD（n=51）の患者に対し，レトロスペクティブな調査を行った。右心不全，BiVAD の判断は心臓外科医，循環器内科医が行い，右心不全による症状，肺動脈カテーテルの値，心エコーによる右心機能で判断された。心エコーによる右心評価は，心臓麻酔専門医と循環器内科医により行われ，右心の収縮性，三尖弁の状態，三尖弁輪の動きから判断された。

結果

　単変量解析を行うと，BiVAD 群では，有意に術前の人工呼吸導入，術前からの重度右心不全，IABP や補助循環の導入が有意に多かった。また，術前重症三尖弁逆流は BiVAD 群で多い傾向であった。術前の血行動態値の比較では，心拍数の上昇，中心静脈圧の上昇，RVSWI の減少が右心補助の必要性を示す変数であった。

　ステップワイズ多変量ロジスティック回帰分析は，単変量解析で得られた重要と考えられた項目，術前の重症右心不全，重症三尖弁逆流，術前からの人工呼吸器管理，100 回/分以上の頻脈の 5 項目で行われた（表 1）。

　この 5 項目の有無を 0 点もしくは 1 点とし，CRITT スコア（<u>C</u>VP≧15 mmHg, severe <u>R</u>V dysfunction, preoperative mechanical ventilation/<u>I</u>ntubation, severe <u>T</u>ricuspid regurgitation, <u>T</u>achycardia）とした。このスコアが 2 点以上では，84％の感度，64％の特異度，陰性的中率 93％であった。つまり，1 点以下であれば，93％の患者で LVAD 単独での治療が可能で，4 点以上では 80％の患者で BiVAD での対応が必要であった。2, 3 点はグレーゾーンであり，薬理学的な補助もしくは一時的な右心補助で対応可能であった（図 1）。

表1 多変量ロジスティック回帰分析の結果

Variable	Odds Ratio	95%CI	p Value
重症右心不全	3.7	1.7-8.1	0.001
重症三尖弁逆流	4.1	1.4-12.4	0.011
術前からの人工呼吸管理	4.3	1.9-9.6	<0.001
中心静脈圧 >15 mmHg	2.0	0.9-4.2	0.089
心拍数 >100 回/分	2.0	0.9-4.3	0.086
対照	0.04		

CI=confidence interval.

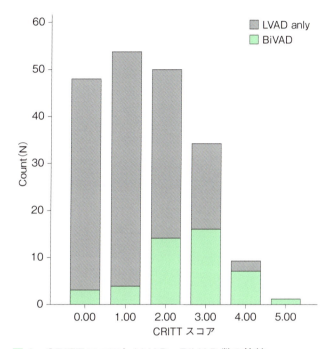

図1 CRITT スコアと LVAD, BiVAD 数の比較

CRITT スコアに対する AUC は 0.8±0.04 で，これまで報告のあった右心不全の予測値（中心静脈圧，平均肺動脈圧，T-bil 値，Cr 値，肝逸脱酵素値）の AUC と比較するともっとも予測するのに適していることがわかった（表2）。

考察

今回の研究では，急性もしくは慢性心不全に対して単心室サポートが適応となるかどうか，信頼できるリスク評価のツールを作成した。今まで報告された右心不全のリスク評価方法は複雑であったが，今回報告した CRITT スコアは簡便である。今までの研究では，右心収縮性に重点を置かれ調べられてきたが，研究ごとにターゲットとする指標，患者選定も異なっていた。今回示した CRITT スコアに関しては，これまで示されたターゲットとする指標も含め，リスクの高い指標を選んだ結果，直接的な循環指標値と右心機能を直接的に反映する心エコー指標が残った。CRITT スコア 2 点未満では左心単独補助のみでほぼ維持可能であることがわかった（陰性的中率 93%）。このスコアは destination therapy として植え込みを行う心不全患者や，急性心不全患者や今後出現する新しい世代の VAD に関しても適応できる可能性がある。しかし，今までの研究も含めて研究方

表2 これまで報告された右心不全予測因子とCRITTスコアのAUCの比較

Variable	AUC	95%CI	p Value*
CRITT スコア	0.80	0.72-0.88	—
中心静脈圧	0.66	0.56-0.76	0.05
平均肺動脈圧	0.50	0.38-0.61	<0.001
AST 値	0.59	0.46-0.69	0.03
全ビリルビン	0.51	0.37-0.64	<0.001
クレアチニン値	0.57	0.45-0.69	0.001
Matthews et al*	0.61	0.50-0.71	0.008

*Matthewらの報告は，血管作動薬の使用，AST値，ビリルビン値，Cr値によるスコアリング方法である．

法，患者選定も施設ごとに異なり，VADも進化していくことを考えると，今後は確実な右心機能評価を行っていかなければならず，今後も発展させていく必要がある．

結論

今回，近年使用されている連続流LVADで単独管理可能か予想する簡便なリスクスコアを示すことができた．

Editorial comments

　LVADの周術期管理で重要なのは，右心の管理である．二次的な右心不全に関しては，術中に対処が必要で，術前から予期できるものではない．左心不全に続発する二次的な右心不全の場合，左心機能が改善することで，改善が期待できる場合もある．しかし，改善できるかどうかは術前の予測が難しいが，予測できれば早期の介入が可能であり，これに対しさまざまな研究が行われ，報告されてきた．今回の文献中にも言及されてきたが，その多くが，母集団数が少ないことや，統計学的に不十分な解析しか行われていない場合など，確立されたものはなかった．今回の研究は，VAD症例としては，比較的対象が多いもので，データも非常に簡便なものである．一方，すべての指標が同一のリスクとして扱われており，今回選ばれた指標の中でも，リスクに差があると考えなければならず，それを含めたスコアリングの調査も必要に思えた．

　日本は欧米諸国と比較し，移植にたどり着く症例はまだまだ少ないのが現状である．現状，日本では劇症型心筋炎のように急速に循環破綻した症例（INTERMACS カテゴリー[1]）に関しては，一時的に体外式VADを植込み，移植認定が取れたのちに植込みVADへ移行することもある．この体外式VADは，長期使用が考えられる場合，TOYOBO拍動式VADが用いられている．今回の研究では連続流VADのみ対象にされており，拍動式VADは含まれていない．現状では，予定された植込み型VADに対してのみ適応できる可能性がある．心エコーによる右心機能の評価は困難であるが，機器の発展により，右心の三次元化による機能評価や三尖弁輪径で右心不全の判断を行ったという報告もある[2,3]．これらを含め，今後も継続した調査が必要だろう．現状では，スコアリングの簡便さを考えるとCRITTスコアは非常に有用であると思われる．

1) Boulate D, Marques MA, Ha R, et al. Biventricular VAD versus LVAD for right heart failure. Ann Cardiothorac Surg 2014 ; 3 (6) : 585-8.
2) Goldraich L, Kawajiri H, Foroutan F, et al. Tricuspid valve annular dilation as a predictor of right ventricular

3) Kiernan MS, French AL, DeNofrio D, et al. Preoperative three-dimensional echocardiography to assess risk of right ventricular failure after left ventricular assist device surgery. J Card Fail 2015 ; 21（3）: 189-97.

後天性 vWF 症候群の原因と対策は？

観察研究

Pathologic von Willebrand factor degradation with a left ventricular assist device occurs via two distinct mechanisms : Mechanical demolition and enzymatic cleavage.

Bartoli CR. Restle DJ, Zhang DM, et al.
J Thorac Cardiovasc Surg 2015 ; 149（1）: 281-9.

▶ 目的

Left ventricular assist device（LVAD）によるずり応力と von Willebrand factor（vWF）分解酵素である ADAMTS-13 が vWF の代謝に与える影響を調べること。

▶ 方法

LVAD 植み予定患者（HeartMate II 4人，HeartWareHVAD 4人）の手術前と植み後の血液を採取。vWF の多量体と細分化されたものを，電気泳動と免疫ブロット法により分析を行った。一方，vWF 分解のメカニズムを調べるために，健常者ボランティアの血液を遠心分離機にかけ生理的状態以上のずり応力をかけ，LVAD の in vitro モデルを作成した。このずり応力は LVAD の場合，生理的なずり応力の 1-2 倍，遠心分離では 4〜12 倍のずり応力がかかる。この in vitro モデルでは，vWF に対するずり応力と ADAMTS-13 のそれぞれの作用を調べ，同様に電気泳動，免疫ブロット法により分析を行った。

①ずり応力の作用

ボランティアから採取された血液を 4 時間 2,400 回転遠心分離にかけ，同様に比較対象用に 4 時間放置した。

②ずり応力と ADAMTS13 相互作用

人から生成された vWF と遺伝子組み換えヒト ADAMTS-13 を用いて，一方は vWF のみを遠心分離へかけ，もう一方は vWF と ADAMTS-13 を加えたものを遠心分離へかけた。

③ずり応力の ADAMTS13 への作用

ALEXA 蛍光色素結合の vWF と遺伝子組み換えヒト ADAMTS-13 を遠心分離にかけ，前後での ALEXA 蛍光色素の量を分光蛍光計で計測し，ベースライン Vmax からの増加量を ADAMTS-13 活性と判定した。

▶ 解析

vWF の断片を示す band の LVAD 植み前と遠心分離前ベースラインの比較と LVAD 植み後と遠心分離後の比較は Paired Student t 検定で，LVAD と遠心分離における vWF の断片の変化率を Unpaired Student t 検定で解析を行った。

▶ 結果

LVAD 装着前には 4 つの低分子量 vWF が観察されていた（図 1A bands C, G, I, K）。LVAD

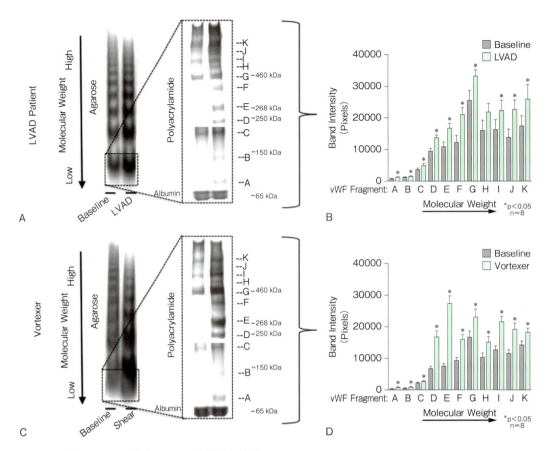

図1 健常者とLVAD患者のvWF多量体の比較

　植込み後にはこれらのbands量も明らかに増加し（p＜0.05），その他7種類の低分子量bands（図1A bands A, B, D-F, H, J）も明らかに増加した。*In vitro*モデルとして作成した，健常人の血液を遠心分離したところ，寸断されたvWFの多量体はLVAD患者と同様のものが出現した。（図1C and D）11種類のvWF多量体の中で，9種類はLVAD患者の血液と増加率に有意な差は認められなかったが，D, E 2種の多量体の増加率が遠心分離を行ったもので有意に多かった。

　ずり応力単独の影響を調べるために，遺伝子組み換えvWFのみ遠心分離にかけると，高分子量vWFは減少し，低分子量vWFが増加した（図2A and B）。しかし，vWFはLVADや健常血液を遠心分離にかけたものほど細かくならなかった（図2B）。一方，遺伝子組み換えvWFにADAMTS-13を加え，遠心分離をかけると，高分子量vWFは消失し，分解産物の低分子量vWFが大幅に増加した（図2A and C）。LVAD挿入後に見られる増加よりも，遥かに多い増加であった（p＜0.05）。このADAMTS-13の活性化を示す値は，ずり応力をかけることで増加することも判明した（図2D）。

考察

　今回の研究では，以下の5つのことが明らかになった。①vWF多量体とLVADにより細断されたvWFの特徴，②*in vitro*でLVADの定常流と同じモデルを作り出すことができた，③ずり応力単独ではvWFを中等度まで細断するが，最小単位の破片まで分解はせず④生理状態以上のずり応力とADAMTS-13が加わることで，vWFをLVAD患者と同じように細断される。⑤ADAMTS-13の活性は生理状態以上のずり応力がかかることで，その活性を増加することが判明した（図3）。

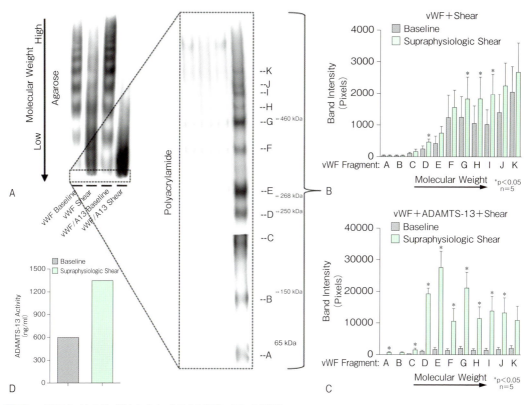

図2 vWFに対するずり応力とADAMTS-13の影響

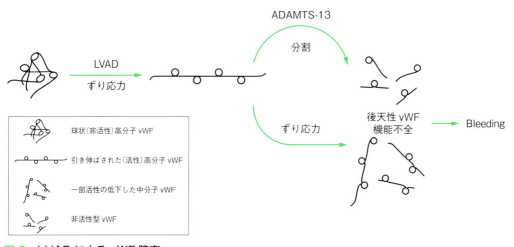

図3 LVADによるvWF障害

このことから，補助循環中のずり応力がかかる状態では，ADAMTS-13がvWFの細断に大きく関わっており，ADAMTS-13を薬理学的に抑制することができれば，vWF細断を減らすことができるかもしれない。

▶ **結論**

　生理的範囲を超えるずり応力だけでは，vWFを中分子量までしか分解しないが，生理的範囲を超えるずり応力に加えADAMTS-13が加わることでvWFをさらに細断する。双方により相乗効果が生まれ，vWF機能不全を惹起し，VADによる出血の原因となることが判明した。

Editorial comments

　日本では LVAD 植込み後の心臓移植は欧米に比べかなり少ない。1,000 日以上の待機患者も多く存在するため，LVAD の destination therapy としての役割も増えてくるものと予想される。後天性 vWF 症候群のような合併症を減らすことで生存率の改善や，destination therapy の確立がなされる。

　vWF は 500-20,000 kDa の分子量を持つ糖蛋白で 225 kDa の単量体がベースに結合し形成されている。この多量体は血管内皮細胞で生成され，血漿中に流れ，一次止血に関与する。生体内では血管壁の損傷により生じたずり応力の変化により，活性化され内皮下コラーゲンや血小板と架橋するようになる。一方，ずり応力により ADAMTS-13 による vWF 分解も活性化されることになる。

　LVAD 植込み患者における後天性 vWF 症候群はよく知られている合併症であるが，これまで後天性 vWF 症候群の詳細はわかっていなかった。この研究により，後天性 vWF 症候群にずり応力よりも ADAMTS-13 が強く関わっていること，ずり応力により ADAMTS-13 がより活性化されることが明らかになった。また，定常流による血管の変性（動静脈瘻形成）による影響もあり出血のリスクは増大すると言われている[1]。

　現在，さまざまな種類の補助循環機器が使われるようになったが，機器ごとにずり応力のかかり方も異なるため，止血凝固系に与える影響も異なる。vWF に影響を与えない理想的な補助循環装置は，ずり応力も少なく，生理的な循環動態を作り出すものであるが，経済的にも，時間的にもすぐに作り出せるものではない。現在，有力視されているのは，薬理学的に ADAMTS-13 の活性化を抑えることである。抗生物質テトラサイクリン系薬物は，ADAMTS ファミリーを抑制する効果が認められており，その中でも doxycycline は ADAMTS-13 を特異的に抑制することが知られている[2]。二次的な効果として，皮膚常在菌に対する予防効果もあり，長期投与でも安全性が確認されているため，有力な候補であり研究が待たれる分野である。

1) Suarez J, Patel CB, Felker GM, et al. Mechanism of bleeding and approach to patient with axial-flow left ventricular assist devices. Circ Heart Fail 2011；4（6）：779-84.
2) Bartoli CR, Kang J, Restle DJ, et al. Inhibition of ADAMTS-13 by doxycycline reduces von willebrand factor degradation during supraphysiological shear stress：therapeutic implications for left ventricular assist device-associated bleeding. JACC Heart Fail 2015；3（11）：860-9.

5 成人先天性心疾患

黒川　智

Q58 先天性心疾患患者における非心臓手術は周術期死亡・合併症のリスクが高いのか？

後ろ向きコホート研究

Perioperative outcomes of major noncardiac surgery in adults with congenital heart disease.
Maxwell BG, Wong JK, Kin C, et al.
Anesthesiology 2013：119（4）：762-9.

背景および目的

　この研究は，主要な非心臓手術を受ける成人先天性心疾患（adult congenital heart disease：ACHD）患者の周術期予後を調査するため，米国の診療報酬情報のデータベースであるNationwide Inpatient Sample（NIS）を使用し，ACHD患者は周術期合併症と死亡率が高いという仮説を検証することを目的とした。

対象と方法

　対象の記録はNISの2002年から2009年に退院したデータセットから抽出した。産科的手術手技を除外した主要な非心臓手術手技に該当したACHD症例を抽出した。
　マッチングによりACHD症例1例に対し4例のコントロールを選択して，比較対象となるコントロールコホートを作成した。コントロールは以下の変数（年齢，性別，人種，年次，予定・準緊急・緊急，van Walraven併存症スコア（個々の症例が有する併存症を調整するために計算されたスコア）および主要手術手技コード）によりマッチされた。

統計学的解析

　2つのコホート間で，疫学的背景，術前因子，周術期予後を比較した。主要評価項目はすべての理由による院内死亡率，副次評価項目は非致死的合併症の複合発生率で，合併症は肺炎，急性呼吸不全，急性腎不全，深部静脈血栓もしくは肺動脈塞栓症，ストローク，心筋梗塞，心停止を対象とした。
　主要評価項目（院内死亡率）に対するACHD診断の影響を比較するために，条件付きロジスティック回帰解析が行われた。

結果

　研究対象コホートは10,004に及ぶACHD患者の非心臓手術入院，比較群コホートは37,581に及ぶ非ACHD患者の非心臓手術入院によりそれぞれ構成された。
　死亡率はACHDコホートで高く（ACHD群4.1％対 非ACHD群3.6％，オッズ比1.13；p=0.031；95％信頼区間1.01-1.27），周術期合併症の複合的発生率も同様に高かった（ACHD群21.4％対 非ACHD群16.0％，オッズ比1.44；p<0.001；95％信頼区間1.36-1.52）。個々の合併症（急性腎不全，肺炎，呼吸不全，深部静脈血栓あるいは肺塞栓，ストローク，心筋梗塞，心

停止）はACHDコホートでより高頻度に発生した（すべてにおいてp＜0.001）．加えて，入院期間と入院総コストもACHDコホートで大きかった．ACHDコホートの病変別の死亡率では，複雑病変群（三尖弁閉鎖あるいは狭窄，肺動脈閉鎖，単心室，左心低形成症候群，総動脈幹）がもっとも高かった（7.3％）．

条件付き多変量解析では，死亡率の非依存性予期因子として年齢，女性，非白人人種，非予定手術，手術サービス，保険者，大きな病院規模，教育病院，van Walraven合併症スコア，ACHDの存在が明らかになった．

考察

この研究のもっとも重要な所見は，主要な非心臓手術においてACHD患者は非ACHD患者より高い院内死亡率を示したことである．ACHDは単変量解析においても多変量解析においても周術期死亡率増加の非依存性予期因子であった．非調整死亡率はACHD患者群では4％を超え，ACHD患者が周術期に死亡・合併症を来しやすいという仮説に一致する．

研究期間を通して，非心臓手術目的の全入院に占めるACHD患者の比率，ACHD患者の全入院に占める非心臓手術の割合ともに増加しており，ACHD患者に対する非心臓手術周術期予後の重要性はさらに高まっている．大多数のACHD患者は非教育病院で治療されており，この問題は三次医療施設だけでなく幅広い医療機関の医療提供者に突きつけられた問題である．

ACHD患者は高度に専門化された小児心臓センターでのフォローから外れ，しばしば専門家のいない医療環境で治療を受けている．さらに，ACHD患者を追跡できる登録制度もない状況では，NISデータに基づく解析は現時点でACHD患者における周術期予後およびリスクを評価する最善の方法といえる．

Editorial comments

本研究は，10,000件に及ぶ膨大なACHDコホートを対象とし，ACHD患者における非心臓手術の周術期死亡および合併症発生率が有意に高いことを初めて証明した点で価値が高い．

死亡ならびにすべての合併症がACHDコホートで高率に発生したこと，複雑な病変群で特に死亡率が高かったことは予測通りの結果といえる．しかし，死亡率の予期因子に非白人人種や保険者が含まれ，結果の解釈には日本と異なる背景が影響している可能性を考慮に入れる必要があるかもしれない．

いずれにしても，ACHD患者は増加の一途を辿っており，治療機会の増加も待ったなしの状況にある．今後は日本における独自のデータ収集・検討がなされること，さらに周術期死亡・合併症の危険因子を詳細に検討し，予後改善に結びつく因子の同定およびその対処法の解析がすすむことが待たれる．

成人先天性心疾患に対する心臓手術における死亡率は高いか？また，適切なそのリスク評価法はあるか？

後ろ向きコホート研究

Estimating mortality risk for adult congenital heart surgery: an analysis of The Society of Thoracic surgeons Congenital Heart Surgery database.

Fuller SM, He X, Jacobs JP, et al.
Ann Thorac Surg 2015;100(5):1728-36.

背景および目的

急激に増加している成人先天性心疾患（adult congenital heart disease：ACHD）心臓手術におけるケースミックスの手術手技リスク評価ツールは存在しない。この研究は第一に，大規模な多施設コホートを使用して，手術手技による院内死亡のリスクを成人とすべての年齢グループ間，さらに成人と小児間で比較すること，第二に，ACHD 手術におけるケースミックスの手術手技リスク評価の簡便な死亡率スコアを作ることを目的とした。

対象と方法

2000 年 1 月から 2013 年 6 月に北米胸部外科学会先天性心疾患手術データベース（STS-CHSD）に登録された心臓手術患者（282,506）を対象とし，12,513 件に及ぶ ACHD 手術を抽出・解析した。手術の主要術式，手術時の患者背景，過去の胸骨正中切開の既往回数，退院時死亡を含むデータを収集した。成人と小児グループの定義は年齢 18 歳もしくはそれ以上を基準に分けた。187 手術手技が含まれたが，関連深い手技を統合し，さらにきわめてまれな手技を排除して抽出した 52 手術手技・手術手技群（対象数≧30）を対象として死亡リスクを評価した。

解析

一次評価項目は，院内死亡率とした。52 のそれぞれの手術手技群で年齢カテゴリー（成人，小児，全年齢）ごとに観察された死亡率を Fisher の直接検定法を使用して比較した。成人では Bayesian 階層ロジスティックモデルを使用して，個々の手術手技の Bayesian モデルベース死亡率を評価した。

52 の個々の手術手技群において，非調整死亡率，Bayesian モデルベース死亡率を算出・評価し，それぞれの手術手技に 0.1 から 3.0 の数的スコア（ACHS 死亡率スコア）を割り当てた。ACHS 死亡率スコアの識別能力は，ROC 曲線の曲線下面積として知られる c インデックスを使用し，STAT スコアと比較した。

結果

52 の手術手技で STS-CHSD の成人における全手術の 94％を占めた（12,513 例中 11,824）。成人における非調整死亡率は 1.6％（11,824 例中 184 死亡）で，小児における非調整死亡率より有意に低かった（2.1％；114,113 例中 2,388 死亡；p＜0.001）。

成人における非調整死亡率は，多くの手術手技グループにおいて全年齢群コホートと同等であったが，ペースメーカー手技（p＜0.001），ペースメーカー植え込み（p＝0.019），エプスタイン奇形（p＝0.003），心房中隔欠損作成もしくは拡大（p＝0.027）では有意に低く，一方でフォンタン手術（フォンタン再手術は除く）では有意に高かった（p＜0.01）。

成人において Bayesian モデルベース死亡率がもっとも低い手術手技グループ（死亡率，ACHS スコア）には，心房中隔欠損症修復術（0.2％，0.1），ペースメーカー手技（0.3％，0.2），PAPVR

修復術（0.4%，0.2）が含まれ，もっとも高い手術手技グループには，心臓腫瘍切除術（4.7%，1.5），冠動脈バイパス術（5.1%，1.6），フォンタン手術（7.1%，2.2），心移植（7.1%，2.2），フォンタン再手術（9.7%，3.0）が含まれた。

2013年6月-2014年7月に施行された1,617手術に及ぶ妥当性検証サンプルにおけるACHS死亡率スコアのcインデックスは0.809と高かったが（STAT死亡率スコアのcインデックス0.777），統計学的有意差はなかった（p＝0.37）。

考察

ACHDコホートにおける死亡率は全体的には低い。もっとも死亡率の高い手術はフォンタン再手術で（モデルベース死亡率9.7%），過去に報告された死亡率とも一致する。他に高リスク群には心臓あるいは肺移植術が挙げられ，ともにモデルベース死亡率は7.1%であった。

成人での死亡率を全年齢での死亡率と比較した場合，いくつかの手術術式では死亡率が大きく解離する。これはACHD手術に特化したリスク評価法を確立する意義を支持している。

提案したACHS死亡率スコアは，手技，患者群，施設を横断的にACHD手術死亡率の比較をするためにデザインされた最初のツールである。STAT死亡率スコア作成の場合と同様に，ACHS死亡率スコアの予備的な検証を行った。ACHSスコア作成のデータセットはSTATスコア作成のそれ（77,294手術）より相当に小さく，妥当性検証データセットもやはり小さかった。にもかかわらず，年齢に基づくグループ間で死亡率に不同性が観察されるだけでなく，0.809と高いc-インデックスであったことより，この新しい尺度の有用性はある程度証明された。

結論

ACHS死亡率スコアは，ACHD手術死亡率の経験データに基づいた評価ツールである。全年齢群で集積したデータでは，ACHD手術リスクを正確に評価することはできない。

Editorial comments

本研究は，STS-CHSDから抽出した大規模なACHDコホートを対象にケースミックスの死亡率を評価した。毎年手術件数が増加している現代のACHDコホートを反映しており，現在のACHD手術手技の死亡率を判断するうえでもっとも参考になるデータといえる。

フォンタン手術あるいはフォンタン再手術がもっとも死亡率の高い手術群として同定されたが，これは過去の報告にもよく一致する。しかし，大規模なデータベースを利用したにもかかわらず，サンプルサイズは十分とはいえず，著者らもこの点を研究の限界として指摘している。

提案されたACHS死亡率スコアはケースミックスのリスク評価として満足のゆく結果を示したが，臨床的観点からは，ACHD患者は同一手術の対象であっても，患者背景や臨床状況に非常にバリエーションが大きいことから，個々の重症度や併存症の有無などがさらに加味されたスコアの開発が渇望される。

成人先天性心疾患患者ではどの程度の生命予後が期待できるのか？

後ろ向きコホート研究

Survival prospects and circumstances of death in contemporary adult congenital heart disease patients under follow-up at a large tertiary centre.

Diller G-P, Kempny A, Alonso-Gonzalez R, et al.
Circulation 2015；132（22）：2118-25.

背景および目的

単一の三次医療施設における現代の成人先天性心疾患（adult congenital heart disease：ACHD）コホートにおける長期フォローアップ中の死亡率を評価し，過去に報告されたデータと比較すること，さらに年齢・性別を調整した一般健常者における死亡率と比較することを目的とした。

患者および方法

1991-2014年にロイヤルブロンプトン病院（ロンドン）で実際にフォローアップされているすべてのACHD患者のデータを後向きに検証した。16歳以上を成人と定義し，患者をもっとも主要な基礎心疾患に基づいてサブグループに分けた。アイゼンメンジャー症候群でもフォンタン姑息術でもない複雑心奇形の患者（主に単心室循環患者を含む）は複雑心奇形として分類した。全体の死亡率のデータは英国における全死亡が登録された国家統計局から抽出した。ACHD患者の死因は全患者で医療記録と死亡証明書に基づいて確定した。

統計解析

ノンパラメトリック競合リスク生存モデルを用いて累積死亡率を評価し，さらに年齢・性別の一致した一般健常人のサンプルと累積死亡率を比較して標準化死亡率比（standardized mortality ratio：SMR）を評価した。ACHD患者の実年齢に対しもっとも似通った5年死亡率を持った英国民における年齢を相当年齢として定義した。

結果

6,969人〔平均年齢29.9±15.4歳，疾患複雑性（Bethesda分類）単純奇形（52%）/中等度（33%）/高度（15%）〕に中央値9.1年に及ぶフォローアップ中，524人が死亡し，死亡率は0.72%/（患者×年）であった。

もっとも多い死因は慢性心不全で，肺炎と心臓突然死が続いた。心臓手術・心臓インターベンションに関連した死亡は，癌に次いで5番目にとどまった。

患者年齢の増加に伴い，心臓要因で死亡する患者の割合は減少し，より多くの患者が非心臓要因で死亡し，この関係は単純奇形において特に顕著であった。

ACHD全体のコホートにおける死亡率は，健常者サンプル群で予期される死亡率と比較して有意に高かった（SMR 2.29；95%信頼区間 2.08-2.53；p＜0.0001）。しかし，患者サブグループ間には有意な差があり，SMRはフォンタン循環患者（SMR 23.4；95%信頼区間 15.97-34.29；p＜0.0001），複雑心奇形（SMR 14.13；95%信頼区間 10.71-18.64；p＜0.0001）とアイゼンメンジャー症候群（SMR 12.79；95%信頼区間 9.67-16.91；p＜0.0001）においてもっとも高く，対照的に，動脈管，心房中隔・心室中隔欠損症患者では，一般健常者と比較して死亡率に有意差はなかった。Bethesda分類に基づくSMRは，単純 1.3（95%信頼区間 1.1-1.5），中等度 2.2（95%信頼区間 1.8-2.3），高度 10.9（95%信頼区間 9.3-12.8）であった。

各診断サブグループにおける実年齢と相当年齢の比較では，単純奇形，特に心房中隔欠損症では両者が一致するが，上記のSMRが大きいサブグループでは相当年齢がかなり高齢となり，両者にきわめて大きな差が存在する。

考察

これまでの報告と比較して，死因はACHD手術に関連した周術期死亡から長期経過した後の心臓原因死と特に非心臓原因死へと明らかに偏移していた。単純型ACHD患者の長期生存は優れており，英国の一般健常者で期待される長期生存と有意差はなかった。この研究での周術期死亡は，最近のオランダの国内登録の結果（2002-2008年の周術期死亡7.1％）よりもさらに低く，三次ACHDセンターに治療を集約することの重要性を支持している。

心不全により死亡する患者の割合は過去の研究と同様であったが，より多くの患者がより進行した心不全を呈するようになってきている。心臓突然死は過去の報告より低く，おそらく植え込み型除細動器のより積極的な使用などの結果と推測される。

結論

ACHD患者は年長になるに従い，一般健常者に比較して死亡率が増加する。複雑心奇形，フォンタン循環，アイゼンメンジャー症候群でもっとも高い死亡率が認められた。死因は周術期死亡から慢性的な心臓起因死や非心臓起因死へと明らかに偏移している。

Editorial comments

本研究は，研究期間が新しく，過去の報告と比較して非常に大規模なACHD患者コホートを対象にした研究であり，近年の急激なACHD治療の進歩も反映した現時点におけるACHD患者予後の実態を把握するうえで，信頼性が高い点で価値が高い。

周術期死亡から心不全への主な死因の偏移，単純ACHDの健常人同等に良好な予後は注目に値する。一方で複雑性が高度ともなると死亡リスクは10倍ほどにもなり，高度ACHDに属する疾患群では実年齢に対し相当年齢がきわめて高いことが示された。予後改善に伴い，ACHD患者は生存する一方で高率に高度な心不全を来し，これが治療の標的になることも伺える。患者評価や長期の治療戦略を立案するうえで，今回示された死亡率や相当年齢のデータは方針決定に役立つと同時に，患者やその家族にリスクを客観的に理解してもらうためにも有用である。しかし，同一疾患群であっても重症度は症例ごとに大きく異なるため，今後，疾患群ごとでもリスクを階層化できるようなデータの明示やリスク評価法の開発が期待される。

この研究結果は，ACHD治療領域をリードする優れた治療成績を持つ英国の単一施設でのデータで，集約化されていない日本の施設にそのまま当てはめて考えることには無理があるかもしれない。残念ながら，日本においてはこれほど多数のACHD患者を診療する施設はなく，今後も急速に患者集約化がすすむとは考えづらい。よって国内の患者登録制度が確立・洗練され，登録データに基づく同様の予後調査がすすむことに期待したい。

6 移植

大西 佳彦

Q61 左室補助装置装着患者の管理を循環専門医以外でもするべきか？

総説

Recommendations for the use of mechanical circulatory support : ambulatory and community patient care : A Scientic Statement from the American Heart Association.
Cook JL Colvin M, Francis GS, et al.
Circulation 2017 ; 135 (25) : e1145-58.

　米国では2007年から2014年に毎年2,000人を超える症例に左室補助装置やまれに右心室補助装置，両心室補助装置（mechanical circulatory support：MCS）が装着されており，総数は15,000症例を超えている。最近のデータでは1年生存率は80％以上，2年生存率も70％以上のよい成績を残している。MCS装着は心臓移植への橋渡しとして位置づけられていたが，最近では最終的な治療としても使用されており需要は増加している。

　MCSに慣れていない医師でも，装着症例の緊急時に対応できるように最低限のことは知っておく必要がある。作動不良時には取りあえずヘパリンを静注することなどが基本となる。

▶ 装着されている左室補助装置

　米国で使用されている左室補助装置（left ventricular assist device：LVAD）のほとんどは軸流ポンプタイプのHeartMate IIもしくは遠心ポンプタイプのHeartWareである。ともに左室心尖部脱血から上行大動脈送血の定常流システムであり，腹部を通じた電源ケーブルでコントローラとバッテリーに取り付けられる。作動不良の場合にはバッテリー残量やコントローラのモニタで回転数の確認を行う。

▶ LVAD装着症例の管理

　抗凝固療法としてワルファリンは不可欠であるが使用量は症例による差が大きい。抗血小板療法はアスピリンともう1剤が使用される。

　LVAD装着後の高血圧は一般的であり，アンギオテンシン変換酵素阻害薬，β阻害薬，などが後負荷軽減からポンプ機能改善に有用となる。糖尿病は多くの臓器不全や栄養状態に関わってくるため厳密にコントロールする必要がある。LVAD装着症例の精神状態，高次機能などの評価も重要である。装着後の高次機能低下進行症例は予後が悪い。

▶ 慢性合併症の管理

　右心不全はLVAD症例のアキレス腱となる。循環容量増加からの右室拡大は右室壁ストレスを増大させて機能的三尖弁逆流を増加させる。心拍出量増加は右室前負荷を増大させる。右心不全からの左室容量低下は心尖部脱血管方向が中隔壁に向かいさらに心拍出量を低下させる。肺動脈拡張薬（シナデルフィル）や利尿薬の投与が有効となる。

　大動脈弁閉鎖不全は定常流の向きや装着期間が影響して生じる。装着症例の25％程度に見られ

るが予後は不良であり，大動脈弁閉鎖なども考慮される。

出血はLVAD装着症例ではよく見られる合併症で，血小板機能低下やフォンビレブラント因子活性低下などから消化管出血がよく見られる。貧血もよく見られる合併症であるが，移植へのブリッジ使用の装着症例ではHLA抗体が増加するため安易な輸血は避けるべきである。溶血は常に検査すべき合併症であり，狭窄や血栓などが誘因となっている可能性が高い。LDH（乳酸脱水酵素）上昇が判断基準のひとつとなる。ポンプ血栓もよく見られる合併症でありLVAD装着症例の10%程度で見られ，やはりLDH上昇が指標となる。脳塞栓もLVAD装着後1年で10%程度に見られる。高血圧予防が有効となる。

致死性心室不整脈はLVAD装着症例の約1/3で見られる。心室性頻脈は予後を悪化させる。ペースメーカ，埋め込み型除細動器（ICD）はLVAD装着症例の1/3で挿入されている。抗不整脈薬投与やカテーテルアブレーションが著効することもある。

感染はLVAD装着症例でもっともよく見られる合併症であり，3年間で約30%に見られ，死亡率に影響してくる。唯一皮膚を通過している電源リード線が感染源となりやすく，十分なケアと清潔操作およびカバーが必要である。

緊急時の対応

LVAD装着症例の急変時には，電解質，血算，尿検査，LDH，PT/INR（プロトロンビン時間/international normalized ratio），ECG，胸部X線，ペースメーカ，ICDの作動確認を行う。

デバイスが高心拍出量を維持していると大動脈弁の開放は少ないことになる。反対に装置作動不良の場合には大動脈弁の規則的な開放と十分な脈圧が見られることになる。

循環不全で低血圧症例でのバイタルサインを確認するときには定常流のため血圧，心拍数，パルスオキシメトリなどが不明瞭であり，ドップラーなどを利用して確認することになる。平均血圧は80 mmHg以上を維持することが推奨されている。必要ならば観血的動脈圧や肺動脈カテーテル挿入も考慮する。

バッテリーからの出力の確認は重要である。2つのバッテリーケーブルから電源は供給されているため，一方が断線していても正常に作動するが，アラーム音が鳴り続ける。バッテリーが低下している場合にはバッテリーの交換を行う。時にコントローラの交換が必要となるが，それにはある程度の訓練が必要である。

定常流タイプになってからの装置ポンプ緊急停止はまれな出来事ではあるが，回路内で血栓化を生じるため迅速な対応が必要である。塞栓症状やチアノーゼ，意識障害を起こしてくる。

MCS装着症例が心室細動などの循環不全となったとしても，装置保全のために出来るだけ心臓マッサージは避けるようにする。ドップラーなどでも循環が確認できない状態であれば心臓マッサージを開始する。

最終治療としてのLVADの位置づけ

LVAD装着が最終治療となる症例では，十分な説明と同意が必要である。サポートチームによる精神的ケアと満足度の高い生活の質を維持するための支えが必要である。特に感染や塞栓などの合併症が生じた症例では重要となる。

長期間の使用が予定される症例では，症例ごとの価値観，倫理観に応じた十分な説明下に装着が行われるべきであり，装着後のケアが重要となる。LVADを装着した症例が再び社会復帰が出来るような体制作りが重要である。

Editorial comments

　日本でも埋め込み型左室補助装置（LVAD）は年間100症例以上に装着されており，総数では1,000症例以上となる。現在では500人以上にLVADが装着されて生存しており300人以上が自宅で生活されている。そのため突然にLVAD作動不良により近くの病院に駆け込んでくる可能性は十分ある。日本でももっとも多く埋め込まれているのは軸流ポンプタイプのHeartMate II™であり，それ以外では日本製の遠心ポンプタイプが埋め込まれている症例が多い。

　LVAD装着症例が心不全状態で病院に搬送されてきたら，ケーブル，バッテリーの状態を確認しながら止血凝固能，LDH，血算などの血液検査を行うと同時に，体表心エコーにて作動状態を把握することが重要となる。

　状態によっては観血的動脈圧の確保が必要となる。拍動がないため体表エコーで確認しながら橈骨動脈から確保することになる。呼吸状態が悪ければ挿管人工呼吸管理となるし，カテコラミン持続投与が必要であれば内頸静脈からラインを確保することになる。止血凝固能が悪く，動脈拍動がわかりにくいLVAD心不全症例では麻酔科医がすべて行う方が安全である。

　大動脈弁閉鎖不全，右心不全，三尖弁逆流などへの対応はすべてLVAD装着手術の術中管理に通じる内容であり，左室右室容量バランス管理を含めて経食道心エコーでの評価診断が重要となってくる。容量管理とともにNO持続吸入や血管拡張薬投与による対応が必要である。

Q62 臓器移植を受けた症例の出産麻酔管理は一般病院でも可能か？

総説

Anesthetic consideration for the parturient after solid organ transplantation.
Moaveni DM, Cohn JH, Hoctor KG, et al.
Anesth Analg 2016 ; 123（2）: 402-10.

目的

　1958年に腎移植を受けた女性の出産が最初の報告であり，1991年から2014年までの米国でのデータでは，腎，肝，膵，心，肺移植後に1,396人の女性で計2,463回の妊娠，1,850人の出産が報告されている。

妊娠可能時期

　臓器移植後の妊娠時期について最初の1年間は移植臓器の安定，全身状態の改善のため妊娠は避ける必要がある。腎臓移植後は拒絶反応予防，クレアチニン1.5 mg/dL以下を維持するために2年間避けた方がよい。

免疫抑制について

　副腎皮質ステロイド，カルシニューリン抑制剤（サイクロスポリン，タクロリスム），抗増殖抑制剤（アザチオプリン，シロリムス，ミコフェノール酸モフェチル）などが併用されるが，妊娠第1期に使用すると胎児奇形誘発のリスクがある。妊娠2-3期に使用すると低体重児となる影響がある。

周術期麻酔管理

　合併症は一般症例より30%以上増加する。高血圧，腎不全など子癇前症のリスクを考慮した管理とモニタリングが必要となる。臓器移植症例では，免疫抑制剤の影響で低体重児や帝王切開率，満期前の出産率なども高くなる。

　高血圧，糖尿病，高脂血症など移植前に持ちあわせていた合併症は，免疫抑制剤の影響などから移植後も持続することが多く，高血圧は妊娠中25-60%に発症するとされている。糖尿病のコントロールは副腎皮質ステロイドの服用のため困難なことが多い。

　移植臓器の機能は妊娠による変動に十分対応できる。妊娠が拒絶反応を増悪させることは少ない。移植臓器の機能は妊娠中2週間ごとに検査が必要であり。妊娠32週以降は毎週検査が必要となる。

　免疫抑制剤濃度は妊娠中に増量している場合には出産1カ月以内に検査を行う。拒絶反応が疑われる場合には生検を速やかに行う。

　ウイルスや真菌などに対する感染予防が重要となる。サイトメガロウイルス，トキソプラズマ，B型，C型肝炎ウイルス，HIVウイルス，ヘルペスウイルス，風疹ウイルスなどの重篤な感染が指摘されている。移植患者には生ワクチンは禁忌である。

　移植患者への接触には清潔操作が重要となる。

　移植症例での妊娠子癇や肝腎機能低下による血小板数や機能低下が生じることがある。脊椎麻酔や硬膜外麻酔が問題となる可能性が少しはあるが，明確な診断基準はない。

　モニタリングは一般的な麻酔管理に準じて非侵襲的に行う。観血的動脈圧や中心静脈圧が必要かどうかは個々の症例で判断する。体表からのエコーは非侵襲的であり心室容量変化の判断に有用となる。

　臓器移植後は輸血に対する抗体が多いため，適合する血液を迅速に確保することが重要となる。白血球除去フィルターの使用は有用である。出産後の過凝固に関しては十分な配慮が必要となる。

心臓移植後の問題点

　除神経のため刺激に対する反応が遅れることが挙げられる。麻酔は脊椎麻酔，硬膜外麻酔が勧められる。血圧低下時にはノルエピネフリンやフェニレフリンが心拍数を下げることなく昇圧できるため勧められる。心臓移植の症例では心臓内血栓のトラブルがあるため娩出後はすみやかに抗凝固療法を考慮する。

肺移植後の問題点

　肺移植後の症例では咳反射が消失しているため無症状の誤嚥に留意する。全身麻酔が必要になる場合には愛護的な挿管を行う。

結語

　臓器移植後の症例では妊娠による循環動態の変化が移植臓器に影響するうえ，免疫抑制剤の副作用があるため低体重児，早期産や先天性奇形児のリスクがある。娩出時期や方法はチームで決定させるべきである。

　麻酔方法は個々の症例に合わせて考えるべきであるが，脊椎麻酔，硬膜外麻酔が否定される根拠はほとんどない。

Editorial comments

　日本でも心臓移植を受けた症例が500を超えてきており，一般的手術を受ける機会も増加してきている。臓器移植後の一般的手術に関しては，最近の総説にまとめられている[1]。移植後症例で問題となるポイントは免疫抑制に関連した感染症，移植臓器による腎不全や高血圧症などである。もうひとつのポイントとして貧血や血小板減少が挙げられている。また，移植臓器に伴う合併症，心臓では除神経や冠動脈狭窄などが，肺移植後では咳反射や肺感染症などの問題が挙げられている。また，全体的に腎不全や敗血症，感染症の問題がある。

　われわれの施設での心移植後の帝王切開麻酔の経験はないが，心移植後の冠動脈バイパス術や脳外科手術は数症例経験している。効果があまり期待できない薬物（アトロピン，エフェドリンなど）の把握や冠灌流維持などの循環管理，免疫抑制に関する感染対策や術後免疫抑制剤の投与や心筋バイオプシーなどの時期などのスケジュールを理解して管理を行う必要があった。

　帝王切開に関しては先天性心疾患合併症例と同様に，必要最低限の適切なモニタリング，そしてできる限り脊椎麻酔，硬膜外麻酔を選択する麻酔管理が基本となる。体表からの心エコーモニタリングが優先となるが，経食道心エコーによる連続的モニタや評価診断が必要となる症例では全身麻酔が選択されることになるのかもしれない。

1) Herbon J, Parlukar J. Anesthetic considerations in transplant recipients for nontransplant surgery. Anesthesiol Clin 2017 ; 35 : 539-53.

Q63 フォンタン術後の心臓移植の成績は悪いか？

原著

Impact of mode of failure and end-organ dysfunction on the survival of adult Fontan patients undergoing cardiac transplantation.
Murtuza B, Hermuzi A, Crossland DS, et al.
Eur J Cardiothorac Surg 2017 ; 51（1）: 135-41.

目的

　心不全や重要臓器不全となったフォンタン循環症例では心移植しか助かる道はないが，普通の心移植に比べて予後は明らかに悪い。単心室循環が重症心不全となると肺循環や右心不全を含めて急激に悪化するうえに，補助循環装置装着も困難な症例がほとんどである。また，心不全からは肝腎不全や門脈や脾臓機能の悪化など重要臓器不全を引き起こしてくる。ここではどのような状態が心移植後の生存率に影響してくるかを検討している。

対象と方法

　1990-2015年の25年間に心移植が施行されたフォンタン循環26症例を後ろ向きに検討を行った。レシピエントの年齢は16歳以上（平均26歳）で，すべての症例が左室型単心室症例であり，7症例が心臓錯位であった。

結果

　移植後3カ月の短期生存率は69％であったが，最近の成績は76％の生存率であり，フォンタン

症例以外の通常の成人心移植症例とほぼ同じであった。

　左心室機能が保持されている 17 症例は 90％生存しているのに対して，重症心不全 11 症例は 40％以下の生存率であった。また，心臓錯位の 7 症例のうち生存していたのは 2 症例のみであった。アルブミンの漏出は心不全症例で多く見られた。

死亡要因

　心臓錯位や重症心不全が大きく死亡率に影響していた。また，重症心不全からの拡張能不全が拡張末期圧上昇，右心不全や肝機能障害を引き起こしている。術後早期死亡症例の多くは多臓器不全，腸管虚血，敗血症，下肢虚血などの臓器不全が原因となっている。フォンタン循環に由来する門脈圧亢進や肝機能障害，蛋白漏出性腸炎なども大きく死亡率に影響している。

生存率向上

　15 年前に比べて最近の生存率が上昇しているのは，麻酔循環管理が向上したこと，術式が bicaval 吻合となったことなどが推察される。

　心不全からの肝不全や右心不全は大きく死亡率に影響するため，術後の心不全や肺循環不全を改善する必要がある。最近の術中循環麻酔管理は心室拡張期圧を上げない容量管理，NO 吸入や血管拡張薬使用による圧軽減など施行していることが生存率改善に寄与していると推測される。

結語

　先天性心疾患からの心不全に対する成人心移植は小児心臓チームで施行されているが，通常の成人心移植症例と変わらない成績を残している。

Editorial comments

　先天性心疾患からの心不全に対する心移植症例も増加してきている。こうした症例では通常の心移植症例にない吻合手術そして麻酔循環管理が要求されることになる。

　われわれの施設ではフォンタン循環症例の心移植経験はないが，心臓錯位症例や修正大血管転移症例の心移植経験はある。心臓錯位症例では上下大静脈が左側に位置するため，最終的に人工血管を使用してドナー心の上下大静脈と吻合を施行して急性期を乗り切った。この症例ではノルアドレナリンやアドレナリンを使用して，心拍出量を調整しながら吻合部狭窄に対処することになった。修正大血管転位症例では両大血管が平行位になるため，右肺動脈にドナー心肺動脈を吻合する形となった。肺血流を維持するため NO 吸入と血管拡張薬を持続投与して管理を行った。

　大血管転位症に対する Senning 術後の症例で左室補助装置装着を施行した経験もあるが，上下大動脈への脱血管挿入に苦労した。術後は蛋白漏出による低グロブリン血症にも難渋した。将来的に心移植になる可能性が高いが，上下大動脈吻合や肺動脈吻合部位に工夫が必要となると推測している。

　われわれの施設ではこうした成人先天性心疾患であっても成人症例は成人心臓外科チームが施行しているが，小児心臓外科医も参加して対処を行っている。術後の肝不全や低アルブミン血漿への対処，免疫抑制剤投与量と種類などは小児科医，循環器内科医を含めて対処していく必要がある。

7 人工心肺中の管理一般

安田 篤史

Q64 人工心肺中の体温はどう管理すべきか？

システマティックレビュー

The Society of Thoracic Surgeons, The Society of Cardiovascular Anesthesiologists, and The American Society of ExtraCorporeal Technology：Clinical Practice Guidelines for Cardiopulmonary Bypass—Temperature Management during Cardiopulmonary Bypass.

Engelman R, Baker RA, Likosky DS, et al.
J Extra Corpor Technol 2015；47（3）：145-54.

背景，目的

　心臓手術での患者冷却，体温維持，再加温の管理については現在さまざまな方法が実施されている。成人における人工心肺中のエビデンスに基づいた体温管理の理解を深めるために，米国の胸部外科学会，心臓血管麻酔学会，体外循環技術学会が主導で，体温モニターの最適な場所，高温の回避，最大の冷却温度差と冷却速度，最大の加温温度差と再加温速度について，ピアレビュー文献からシステマティックレビューが行われた。

方法

　2000年1月から2014年3月までにPubMedで発表された論文が対象で，768件の抄録が同定され，そこから153件の論文がレビューの対象として抽出され，最終的に追加の13件の論文を含め52件の論文が今回の推奨に含まれた。推奨に当たっては，米国循環器学会/心臓学会が作成した臨床診療指針の手法を適用した。

結果

＜推奨度クラスⅠ＞
1. 人工心肺中の脳温測定の代用として人工肺の動脈側出口血液温の使用を推奨する（ClassⅠ, Level C）
2. 加温時の脳灌流血液温モニターに当たって，人工肺の動脈側出口血液温は脳灌流血液温を過小評価すると考えた方がよい（ClassⅠ，Level C）
3. 脳高温を避けるために動脈側出口血液温を37℃未満に制限する（ClassⅠ，Level C）
4. ガス塞栓の産生を避けるため，人工心肺中の冷却時に人工肺の動脈側出口と静脈側入口の温度差は10℃を超えないようにする（ClassⅠ，Level C）
5. 血液を患者に戻す際の溶解ガスの放出を避けるため，人工心肺中の再加温時に人工肺の動脈側出口と静脈側入口の温度差は10℃を超えないようにする（ClassⅠ，Level C）

＜推奨度クラスⅡ＞
1. 肺動脈温または鼻咽頭温の記録は人工心肺離脱時と離脱直後の体温測定として理にかなってい

る（ClassⅡa, Level C）
2. 再加温時，動脈側出口血液温が30℃以上になったら
    ⅰ. 人工心肺離脱に適切な体温を達成するため，人工肺の動脈側出口と静脈側入口の温度差を4℃以下に保つことは理にかなっている（ClassⅡa, Level B）
    ⅱ. 人工心肺離脱に適切な体温を達成するため，再加温の速度を一分間あたり0.5℃以下に保つことは理にかなっている（ClassⅡa, Level B）
3. 再加温時，動脈側出口血液温が30℃未満では，人工心肺離脱に適切な体温を達成するため，人工肺の動脈側出口と静脈側入口の温度差を最大で10℃に保つことは理にかなっている（ClassⅡa, Level C）

＜推奨なし＞
人工心肺離脱に適切な体温についてはエビデンスが不十分のため，ガイドラインとして推奨は作成しない。

要約

人工心肺中の体温管理について正確に記録し報告することの重要性は強調しきれない。残念ながら，多くの論文において人工心肺中ならびに人工心肺後の体温管理法についての記載がない。人工心肺中の体温管理についてはまだ議論が続いており，また体温管理に関するさまざまな面についての知識が不足しているが，このガイドラインをきっかけに，これらの知識不足に言及する研究が促されている。

Editorial comments

人工心肺中の体温管理については，特に大血管手術循環停止症例において，施設による違いが大きいと思われる。また，最近においても体温管理に関するさまざまな研究結果が論文発表されており，唯一正しい管理方法というのは現時点で決定できなさそうである。特に今回のガイドラインで人工心肺中の目標となる体温ならびに人工心肺から離脱するときの適切な体温について推奨がなされなかったことは，心臓大血管手術の患者予後へ与える影響が複雑であり要因は体温だけではないことも理由としてあるかとは思うが，体温のメカニズムも含めたこの分野の今後のさらなる研究が期待されるところである。

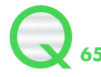

人工心肺中の換気は術後の肺酸素加能を改善するか？

Intraoperative ventilation strategy during cardiopulmonary bypass attenuates the release of matrix metalloproteinases and improves oxygenation.

Beer L, Warszawska JM, Schenk P, et al.
J Surg Res 2015；195（1）：294-302.

背景，目的

人工心肺（cardiopulmonary bypass：CPB）下での開心術を受ける患者では，サイトカインの増加によって全身炎症反応が起こりうる。今回，CPB中に人工呼吸を継続することで炎症マーカー（matrix metalloproteinase：MMP, tissue inhibitor of matrix metalloproteinase 1：TIMP-1, lipocalin 2：LCN2）の上昇を抑えられ，術後の肺酸素加能が改善するかどうかを評価した。

方法

対象は年齢45-80歳，冠動脈2-3枝病変に対し冠動脈バイパス（coronary artery bypass graft：CABG）手術を人工心肺下で受ける患者である。除外基準は緊急CABG，不安定狭心症，3カ月以内の心筋梗塞・感染，血液・免疫疾患，肝不全，心不全である。

無作為化によりCPB中に換気を継続した群（換気群）15人と換気を止めた群（非換気群）15人に振り分けた。術後ケア医療スタッフにはどちらの群かわからないようにした。

麻酔法は統一してあり，換気は1回換気量7 mL/kg, 呼吸回数10-12回/分, 呼気終末陽圧（positive end-expiratory pressure：PEEP）約4 mmHgの量規定で行った。CPB中，換気群では1回換気量を3-4 mL/kgに減らし，非換気群では肺を虚脱させた。CPB中は軽度低体温(31-33℃)とした。

血液サンプルは手術開始時，終了時，術後1日目から5日間に渡って採取され，血清MMP-3, 8, 9, TIMP-1, LCN2を測定した。

動脈血酸素分圧（arterial partial pressure of oxygen：PaO_2）は麻酔導入前（T0），麻酔導入後（T1），手術終了時（T2），集中治療室（intensive care unit：ICU）入室直後（T3），手術6時間後（T4）に測定された。

結果

患者背景と術中データは2群間で差がなかった。T2（p=0.045），T3（p=0.029），T4（p=0.0387）時のPaO_2/FiO_2比は非換気群と比べ換気群で有意に高かった。人工呼吸器期間，ICU滞在期間に差はなかった。

MMP, TIMP-1, LCN2は非換気群と比べ換気群で有意に低かった。MMP-9手術終了時（p=0.03），MMP-8手術終了時（p=0.03）術後2日目（p=0.048），MMP-3術後4日目（p=0.026）術後5日目（p=0.033）。TIMP-1手術終了時（p=0.003）。LCN2手術終了時（p=0.029）。

考察

今回の結果は，以前のデータと同様，CPB中の人工呼吸の継続がCPBによって引き起こされる炎症反応を緩和することを示した。CPB中に好中球の活性化によって放出されるMMPは蛋白分解

活動によって肺胞毛細血管の透過性を亢進させることで肺損傷に寄与し，浮腫の形成を促進する。また MMP-8 は急性肺障害の病因に重要な役割を果たしていることが示されている。よって，CPB 中の人工呼吸は，MMP に対する協調作用を通して肺障害の重症度を緩和する可能性がある。

CPB 中の換気がどのように MMP-TIMP-LCN2 を修飾するのかについては疑問が残る。人工呼吸の継続により肺の虚血再灌流障害を減少させたり，術後の無気肺を減少させたりして，肺の好中球の遊走・活性化を減少させていることが考えられる。

今回の研究の限界として，測定臨床項目が少なく，サンプルサイズも小さく，適切な病気の階層化が出来ていないことが挙げられる。また，炎症マーカーと臨床的に重要なアウトカムの指標とを結びつけられていない。

今後，CPB 後の人工呼吸管理が長引くリスクの高い患者において，CPB 中の人工呼吸の継続が術後酸素加に与える影響についてのさらなる研究が求められる。

結論

CABG を受ける患者において，CPB 中の人工呼吸の継続は血清 MMP，TIMP-1，LCN 値の減少ならびに PaO_2/FiO_2 比の改善と関連がある。この結果の臨床的意義について評価する研究がさらに必要である。

Editorial comments

人工心肺中の人工呼吸の継続によって心臓手術後の呼吸器合併症を減らせるかどうかを検討した論文であり，同様の研究は今までいくつもなされてきた。しかし，この論文の考察にもあるように，測定臨床項目，サンプルサイズ，炎症マーカーと臨床的に重要なアウトカムの指標との連結などの問題があり，この分野の研究での患者予後改善効果の証明は難しく，2017 年のメタアナリシス[1]でもそのことが指摘されている。現在，より大規模な無作為化比較試験が複数実行中であり[2,3]，結果を注視したい。

とはいえ，心臓手術後の呼吸器合併症の原因はいろいろあり，多くの場合，人工心肺中の肺保護法のみによって合併症を減らすとは考えづらく，今後，術前術中術後の介入を統合した戦略の患者臨床アウトカムに与える影響を調べることが必要となるであろう。

1) Chi D, Chen C, Shi Y, et al. Ventilation during cardiopulmonary bypass for prevention of respiratory insufficiency : A meta-analysis of randomized controlled trials. Medicine (Baltimore). 2017 ; 96 (12) : e6454.
2) Bignami E, Guarnieri M, Saglietti F, et al. Different strategies for mechanical VENTilation during CardioPulmonary Bypass (CPBVENT 2014) : study protocol for a randomized controlled trial. Trials 2017 ; 18 (1) : 264.
3) Nguyen LS, Merzoug M, Estagnasie P, et al. Low tidal volume mechanical ventilation against no ventilation during cardiopulmonary bypass heart surgery (MECANO) : study protocol for a randomized controlled trial. Trials 2017 ; 18 (1) : 582.

Q66 人工心肺中の酸素運搬量を目標値以上に保つことで急性腎障害が減らせるか？

症例対照研究

A pilot goal-directed perfusion initiative is associated with less acute kidney injury after cardiac surgery.
Magruder JT, Crawford TC, Harness HL, et al.
J Thorac Cardiovasc Surg 2017；153（1）：118-25.

目的

試験的な目標指向灌流（goal-directed perfusion：GDP）イニシアティブが心臓手術後の急性腎障害の発生率を減らすことができるかどうか判断するために研究を行った。

方法

人工心肺中の達成すべき目標（酸素運搬量を 300 mL O_2/min/m^2 以上に保ち，血管収縮薬の使用を減らすことを含む）を目標指向灌流イニシアティブ（表 1）に取り入れ，2015 年 Johns Hopkins で心臓手術を受けた患者の質改善測定項目として導入した。2010 年から 2015 年までに心臓手術を受けた患者から，15 項目によるプロペンシティースコアを用いて，目標指向灌流イニシアティブ（GDP 群）とマッチさせた対照群を抽出した。主要アウトカムと二次アウトカムは心臓手術後 72 時間以内の急性腎障害の発生率と血清クレアチニン値の上昇の平均である。

結果

目標指向灌流イニシアティブ 88 人の患者と，年齢（対照群 61 歳，GDP 群 64 歳，p=0.12），術前糸球体濾過量（対照群 90 mL/min，GDP 群 83 mL/min，p=0.34）を含む 15 項目すべてにおいて同様の対照群 88 人の患者をマッチさせて比較した。対照群は人工心肺中により多くのフェニレフリン（対照群平均 2.1 mg，GDP 群平均 1.4 mg，p＜0.001）を投与され，酸素運搬量の最小値（対照群平均 241 mL O_2/min/mL，GDP 群平均 301 mL O_2/min/mL）が低かった。急

表 1　試験的な目標指向灌流イニシアティブ

目標	介入
人工心肺回路ボリュームを最小限にする	特定の人工肺を使用する
	脱血回路にサイズ 8 分の 3 インチのチューブを使用する
	人工心肺回路を手術台に近づける
腎にかかる「ストレス」を避ける	人工心肺の回路充填にマンニトールを使用しない
脱水を避ける	逆行性自己血回路充填をしない，もし行う場合は平均血圧もしくは脳局所酸素飽和度の減少が 10％未満となるようにする
	人工心肺の灌流液をすべて患者に返す
組織酸素化を維持する	酸素運搬量を 300 mL O_2/min/m^2 以上に保つ
	脳局所酸素飽和度をベースラインに維持する
炎症サイトカインと凝固因子消費を減らす	血液濃縮装置とゼロバランス限外濾過を使用する
	人工心肺中ヘパリンを持続投与する
内臓の血管収縮を避ける	フェニレフリンの使用を最小限にし，可能であればまず人工心肺流量を増やす
再加温の速度を制限する	5 分間で 1℃ 以下の速度で再加温する
	動脈側と静脈側の血液温度差を 3℃ 未満に保つ

性腎障害の発生率は対照群で23.9%，GDP群で9.1%であった（p=0.008）。急性腎障害ステージ1，2，3の発生率はそれぞれ対照群で19.3%，3.4%，1.1%，GDP群で5.7%，3.4%，0%であった。対照群の方がクレアチニン値の上昇の平均が高かった（対照群27%，GDP群10%，p<0.001）。

考察

この予備試験的研究はバンドル介入のため，個々のGDP介入の効果については言及できない。また，回路充填量が変わっていなかったり，GDP群の17%の患者でマンニトールが使われていたり，ヘパリン持続投与の記録が50%の患者でしか確認できなかったり，目標のコンプライアンスが完璧とは言えなかった。

また，今回の研究の限界として，無作為化していないこと，多くの患者で腎機能が正常であったことが挙げられ，GDPプロトコールの効果について決定的なことは言えず，また，ほとんどの患者で術後急性腎障害の臨床的意義は小さく，透析を必要とした患者は対照群で1人（GDP群で0人）にすぎなかった。

今回の効果が単に医療スタッフの周術期ケア実施に対する意識が改善したことの反映だったとしても，患者アウトカム改善の展望としては勇気づけられるものである。

結論

この予備試験で，目標指向灌流イニシアティブが心臓手術後の急性腎障害の発生率の減少と関連があることが示された。

Editorial comments

目標指向灌流イニシアティブは，腎障害のリスクを減らすために人工心肺中の灌流・組織酸素化を維持するという考え方が基になっており，今回の結果はその有効性を示唆するものではあるが，透析を必要とした患者が一人しかおらず，臨床的意義については疑問が残る。

今回の研究で興味深いのは，人工心肺中の灌流・酸素運搬量を維持する（300 mL O_2/min/m^2以上）ためにまずは人工心肺のポンプ流量を増やして対応しており，輸血や昇圧剤の使用を制限している点である。この項目に特化した無作為化対照試験が現在進行中（ClinicalTrials. gov ID：NCT02250131）であり，結果を注視したい。

また，術後のクレアチニン値だけでなく，透析の必要性や中長期的な腎機能の評価，その他の予後改善効果を検討するためには，より術後合併症のリスクの高い患者において，人工心肺中の灌流・組織酸素化を維持するバンドル介入もしくは各方法についての無作為化試験を行う必要があり，今後のさらなる研究が待たれる。

10 臓器保護

1 心筋保護

森 芳映

Q67 新しい心筋保護液：Del Nido 液は成人心臓手術で有効か？

システマティックレビュー

Del Nido Cardioplegia for Myocardial Protection in Adult Cardiac Surgery: A Systematic Review and Meta-Analysis.

Li Y, Lin H, Zhao Y, et al.
ASAIO J 2017 Aug 31. doi: 10.1097/MAT.0000000000000652.

目的

1950年代から大きな変化がなかった心筋保護液だが，1990年代にピッツバーグ大学でMatteとDel Nidoによって新しい心筋保護液が報告された。

当初小児心臓手術における心筋保護液として開発されたが，近年成人心臓手術での報告もいくつか出てきている。

そこで従来の心筋保護液とDel Nido液のメタアナリシスを行うこととした。

方法

2016年9月までの報告で，PubMed，Cochrane Library，International Clinical Trialsから成人心臓手術でDel Nido液を使用した報告41研究をピックアップした。その中で総説，動物実験，要約などを除き，適切な論文9研究でメタアナリシスを行った。

相対尺度としてオッズ比，絶対尺度としてリスク差，連続変数は平均値の差または標準化した平均値の差を用いた。信頼区間は95%とした。

異質性の評価にはCochrane Q test（$p<0.01$）またはI^2検定>50%で異質性大とした。

結果

4つの研究は弁置換，弁形成における心筋保護液の比較研究，3つは冠動脈バイパスでの比較研究，2つは弁置換，弁形成，冠動脈バイパスの同時手術が含まれる比較研究だった。

心筋保護液の投与は，Del Nido（DN）群では初回1,000 mLのDel Nido液を投与し，90分は追加していなかった。90分を超えた症例では500 mLの追加が行われていた。

従来の心筋保護液群（CC）は初回500-1,000 mLの心筋保護液が投与され，20分ごとに心筋保護液の追加投与が行われていた。

①人工心肺時間と大動脈遮断時間と心筋保護液投与量

人工心肺時間と大動脈遮断時間に関してはこの9研究で総患者数は1501人で報告が得られた。人工心肺時間はCC群と比較してDN群が有意に短かった（MD：−7.52, 95%CI：−14.76-−0.29, $p=0.04$）。大動脈遮断時間はCC群と比較してDN群で有意に短かった（MD：−5.74, 95%CI：−10.14-−1.34, $p=0.01$）。心筋保護液の投与量に関しては7研究で953人の報告が得られた。心筋保護液投与量はCC群に比較してDN群で有意に少なかった（MD：−522.53,

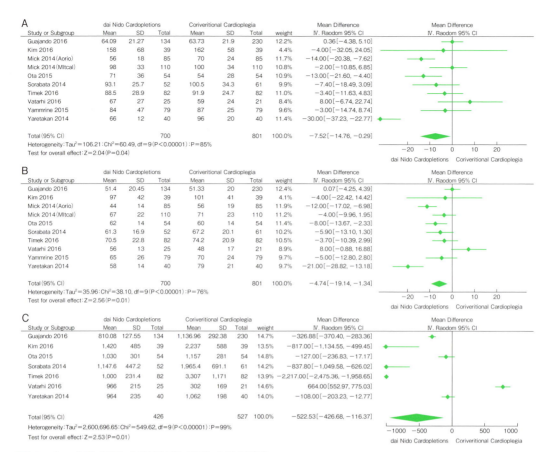

図 1　人工心肺時間と大動脈遮断時間と心筋保護液
A：人工心肺時間
B：大動脈遮断時間
C：心筋保護液投与量

95%CI：−926.68〜−118.37, p=0.01)（図 1）。

②術中血糖値

　術中血糖に関しては，3 研究で 597 人の報告が得られた。血糖値は CC 群に比べて DN 群で低かった（SMD：−1.11, 95%CI：−1.74〜−0.48, p=0.0006)。

③トロポニン T，トロポニン I，CK-MB

　トロポニン T，トロポニン I，CK-MB に関しては，3 研究で 836 人の報告が得られた。CC 群と DN 群で差はなかった。

④術後人工呼吸時間，術後カテコラミン，心房細動

　術後人工呼吸時間に関しては 4 研究で 397 人の報告が得られた。術後人工呼吸時間は CC 群に比べて DN 群で短かった（MD：−1.05, 95%CI：−1.79〜−0.31, p=0.006）。カテコラミンの使用は差がなかった。

　術後心房細動に関しては 7 研究で 1,342 人の報告が得られた。術後心房細動も差はなかった。

⑤ICU 滞在時間，入院期間，院内死亡

　ICU 滞在時間に関しては 7 研究 1,033 人の報告が得られた。CC 群に比べて DN 群で有意に短かった（MD：−0.65, 95%CI：−0.92〜−0.38, p<0.00001)。

入院期間と院内死亡には差はなかった．

考察

　心臓を冷やすことと，高カリウムによって拡張期心静止を得ることが，心筋保護のキーである．従来の心筋保護はここ数十年変わっていない．

　もともと北米では小児心臓手術の心筋保護液として開発されたDel Nido液だが，近年では成人でもその使用が報告されている．

　Del Nido液は初回投与で90分の大動脈遮断ができる．心筋保護液が1回投与でよければ，大動脈遮断時間，人工心肺時間の短縮につながる．また心筋保護液投与に伴う手術操作の中断も必要ないため，心筋虚血時間が短くてすむ．

　しかしDel Nido液の適切な投与量などコンセンサスが得られていなかった．人工心肺中の血糖の上昇も避けられた．また従来の心筋保護液に比べ投与量が少ないことが，血液希釈を避けることができ，術後トロポニンT，トロポニンI，CK MBの上昇も抑えられた．術後のカテコラミン使用や心房細動が従来の心筋保護と変わりないことからも，Del Nido液が十分な心筋保護作用があると考えられる．

　また術後の人工呼吸時間が短かったことは，人工心肺時間が短かったからと考えられる．

　このメタアナリシスにはいくつかの問題がある．すべての研究が後ろ向きの研究である．クリニカルエンドポイントも研究自体で違っていた．施設によって心筋保護液の投与が異なることは交絡因子となり得る．

結語

　小児心臓手術で用いられているDel Nido液の成人での有用性は示されていない．今回のメタアナリシスで，従来の心筋保護液に対してDel Nido液が劣っていないことを示した．今後は大規模無作為試験でDel Nido液の効果を確認する必要がある．

Editorial comments

　日本では数十年余り，心筋保護液に大きな進歩はなかった．初回の心筋保護液投与から20分ごとに追加投与を行い，その都度手術手技が止まることもある．

　しかし北米で小児心臓手術の心筋保護に1990年代から使用されているDel Nido液が，近年成人心臓手術でも用いられている．Del Nido液の最大の利点は一回の順行性投与で，90分間の心筋保護効果が持続する点である．

　近年，日本でも長時間手術を要する，複雑先天性心疾患手術においては，注目されつつある．

　その有効性を報告する論文は散見されたが，今回システマティックレビューが発表された．

　結果は，1回の投与で90分追加投与の必要がないDel Nido液の方が従来の心筋保護液に比べ大動脈遮断時間が短く，人工心肺時間も短時間であったことが示された．このことは手術時間の短縮に繋がり，非常に有用であることを示す第一歩となっている．

　次に従来の心筋保護液と比べ，術後の合併症に違いがなかったことから，安全性も示唆しているものと思われる．

　今後前向きの研究が進むことを期待するとともに，日本での導入も期待したい．

2 中枢保護

田所 貴弘・垣花 学

Q68 開心術後のせん妄は将来の認知症と関連するか？

観察研究

Preoperative cognitive performance and postoperative delirium are independently associated with future dementia in older people who have undergone cardiac surgery：a longitudinal cohort study.

Lingehall HC, Smulter, NS, Lindahl E, et al.
Crit Care Med 2017；45（8）：1295-303.

目的

人工心肺（cardiopulmonary bypass：CPB）を用いた開心術を受けた70歳以上の高齢者において、術後せん妄（postoperative delirium：POD）が術後5年までの認知症の発症と関連するかどうか調査した。

方法

単施設における経時的観察研究である。対象は開心術を受けた153人の高齢者で、術前に精神疾患や認知症の既往を有する症例は除外した。

114人が評価対象となった。面談での評価を術前、抜管後1日、4日、そして術後1年、3年、5年に実施した。認知機能評価にはmini-mental state examination（MMSE）スコア、器質性脳障害の評価にはorgan brain syndrome（OBS）スケールを用いた。全データの集計後にDSM-Ⅳ-TRに則りPODを診断した。

MMSEスコアの群間比較には対応のない t 検定と一般化推定方程式を用いた。単変量ロジスティック回帰分析で認知症を従属変数とした独立変数の解析を行い、最終的に術前と術中/術後に記録された変数を合わせて多変量解析を行った。

結果

全患者の平均年齢は76.5歳で114人中64人にPODを認めた。30人が術後5年のうちに認知症を来し、このうち26人はPODを有し、8人は術前低認知機能（MMSE＜24）を有していた。PODを認めた群と認めなかった群で比較すると、術前MMSEスコアに有意差は認めなかったが、3年、5年後ではPODを有した群でMMSEスコアの低下が著しかった（図1）。

単変量ロジスティック回帰分析の結果、高齢、低い術前MMSEスコア、低い教育レベル、高脂血症薬の内服なし、利尿薬の内服あり、鬱病が認知症に関連していた。なお、それぞれの独立因子間に有意な交互作用は認めなかった。術前因子と術中および術後因子をまとめた多変量解析では、低い術前MMSEスコアとPODのみが5年後までの認知症の発生と有意に関連していた。

考察

術前MMSEスコアと入院中に発症したPODから将来の認知症の発症を予測できることが示され

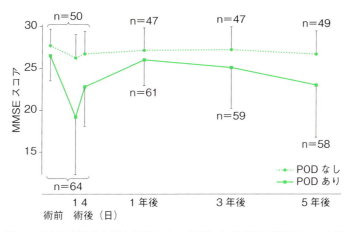

図1 PODを認めた群と認めなかった群におけるMMSEスコアの経時的変化

術前MMSEスコアに有意差は認めなかったが，3年，5年後ではPODを認めた群でMMSEスコアの低下が著しかった。

た。過去の報告でも高齢者におけるPODが認知症の危険因子であることは開心術以外でも示されており，本結果はそれを支持する内容だった。

また，開心術は認知症の危険性を増加させると報告されているが，現時点では，術前認知機能に独立して開心術が術後認知機能に影響を与える明確な根拠はない。開心術を必要としなかった患者群をコントロール群とする大規模研究が望まれる。

なお，本研究でPODは抜管後1日と4日目にのみ評価し，また入院期間に投与した薬物間の相互作用は考慮していない。

結論

術前の低認知機能，またはPODを認めた患者は開心術後5年間の認知症のリスクを有する。これらの患者は認知症の早期発見のために注意深く経過観察されるべきである。

Editorial comments

本研究は開心術を受けた高齢者において，5年後まで対面でのインタビューを実施し，術前認知機能低下とPODが認知症の発症にそれぞれ独立して関連することを示した。

興味深い点として，PODを認めた群と認めなかった群は術前MMSEスコアに大きな差がなく，かつ1年後には両群とも術前と同等まで回復していたにもかかわらず，PODを認めた群では認知症のリスクが約7倍と高かった点が挙げられる。PODの認知機能に対する長期にわたる影響が示唆されている。

PODが将来の認知症の原因となるのか，それとも術後認知症の早期兆候なのかは現時点では明確ではない。今後の研究では積極的なPOD予防により術後認知症を予防できるかどうかの検証が期待される。

開心術中の高用量ステロイド投与は術後質的回復の改善やPOD予防に寄与するか？

無作為化比較試験

Impact of methylprednisolone on postoperative quality of recovery and delirium in the steroids in cardiac surgery trial: a randomized, double-blind, placebo-controlled substudy.

Royse CF, Saager L, Whitlock R, et al.
Anesthesiology 2017;126(2):223-33.

目的

高用量メチルプレドニゾロンが術後質的回復を促すか、または術後せん妄（postoperative delirium：POD）の発生率を減少させられるか検証すること。

方法

多施設合同研究として実施されたSIRS trial[1]のSubstudyである。SIRS trialに組み込まれた患者（開心術、18歳以上、EuroSCORE≧6）を対象とし、メチルプレドニゾロン（250 mg）を麻酔導入時と人工心肺直前に投与した。

主要効果項目は術前、術後1-3日後、1ヵ月後、6ヵ月後に評価した術後質的回復スコア（PostopQRS）、副次評価項目は、術後3日間のPODの発症率（CAM-ICU）とした。PostopQRSは口頭で、身体的、情動的、疼痛、機能的、認知機能的な評価を行う方法である[2]。各項目の回復は術前値まで復帰した場合と定義した。サブグループ解析としてPODの有無と術前認知機能による質的回復への影響を検証した。

結果

482人が質的回復、498人がPODの評価対象となった。ステロイド投与群（S）とプラセボ群（C）では質的回復における群間差は認めず、認知機能の項目でも差は認めなかった。POD発生率にも有意差は認めなかった（S：8%、C：10%）。

さらにサブグループ解析として、術前の低認知機能患者群を正常群と比較した結果、POD発生率は差を認めなかったが（低認知機能群：11%、正常群：7%）、CAM-ICUで注意力低下を認めた患者が有意に多かった（23%、11%、p=0.001）。低認知機能患者群におけるステロイドの効果を検証すると、質的回復には差がなく、POD発生率においても有意差を認めなかった（S：7%、C：14%）。また、PODの有無で比較すると、PODを認めた群では認知機能の項目において低スコアを示したが、全般的な質的回復では差を認めなかった。

考察

これまで行われたSIRS trial[1]、DECS study[3]でもステロイドの投与は開心術後の主要アウトカムを改善しないとされている。本研究結果も同様に、高用量プレドニゾロンはPODを減少させず、かつ術後質的回復の改善にも寄与しなかった。

PODを生じた群では、統計学的有意差は認めなかったが、全体的な質的回復は乏しかった。特に認知機能と身体的回復において著しく、過去の報告と一致する。

本研究は術後認知機能障害に着目しておらず、術前の低認知機能が術後認知症のリスクかどうかの判断はできない。サブグループ解析の結果に関してはさらなる研究が必要である。また15%の症例をランダム化後に除外したこと、6ヵ月後までしかフォローアップしていないことは、limitation として挙げられる。

結論

高用量プレドニゾロンは POD を減少させず，かつ開心術後の質的回復の改善にも寄与しなかった。

Editorial comments

ステロイドに関しては，人工心肺によって惹起される全身炎症を抑制することで有益な効果が得られると期待されてきたが，現時点では高容量ステロイドの盲目的な投与は推奨されない。

しかし，低認知機能患者におけるステロイドの有効性は，本研究だけでは結論が出せない。本研究では術前低認知機能を認めた群において，有意差は認めなかったがステロイド投与群の方が POD は少ないように見える（S：8/109 人 vs. C：16/112 人）。興味深いのは，CAM-ICU で注意力低下を認めた患者数が，プラセボ群では正常認知機能患者のうち 11 人であるのに対し，低認知機能患者では 32 人と増加していた一方で，ステロイド投与群ではそれぞれ 14 人と 18 人と，大きな差がないように見える点である。

これまでの報告からも，POD を認めた患者群では術後認知機能障害を生じやすいことは確からしい。術前認知機能障害を有する患者を対象とした，ステロイドの POD や認知症の予防効果に関しては今後の検証を待ちたい。

1) Whitlock RP, Devereaux PJ, Teoh KH, et al. Methylprednisolone in patients undergoing cardiopulmonary bypass（SIRS）: a randomised, double-blind, placebo-controlled trial. Lancet 2015 ; 386（10000）: 1243-53.
2) Royse CF, Newman S, Chung F, et al. Development and feasibility of a scale to assess postoperative recovery : the post-operative quality recovery scale. Anesthesiology 2010 ; 113（4）: 892-905.
3) Dieleman JM, Nierich AP, Rosseel PM, et al ; Dexamethasone for Cardiac Surgery (DECS) Study Group. Intraoperative high-dose dexamethasone for cardiac surgery : a randomized controlled trial. JAMA 2012 ; 308（7）: 1761-7.

3 腎保護

森 庸介

Q70 遠隔虚血プレコンディショニングは腎保護に寄与するか？

前向き無作為化比較試験

Long-term effects of remote ischemic preconditioning on kidney function in high-risk cardiac surgery patients : follow-up results from the RenalRIP Trial.
Zarbock A, Kellum JA, Van Aken H, et al.
Anesthesiology 2017 ; 126（5）: 787-98.

目的

術後急性腎障害（acute kidney injury：AKI）発症に関して遠隔虚血プレコンディショニング（remote ischemic preconditioning：RIPC）が有用であったと過去に報告（RenalRIP trial）された[1]。RIPC の長期的な影響を調査するための，RenalRIP trial のフォローアップ研究。術後 90 日における死亡・腎代替療法・残存する腎機能障害を調査した。

方法

人工心肺を用いた心臓手術で，Cleveland Clinic Foundation Score 6 点以上の AKI 発症高リスク患者 240 人を対象として 1：1 に割り付け。二重盲検法を用いた多施設研究。麻酔に関して，導入は sufentanil・ベンゾジアゼピン・バルビツレート，維持は sufentanil・吸入麻酔薬。RIPC の潜在的効果阻害因子であるプロポフォールは用いなかった。介入として，麻酔導入後・執刀前に片上腕に対して，3 サイクル（5 分加圧，5 分脱気）の環状帯での加圧を施した。圧の設定は 200 mmHg。ただし収縮期圧より 50 mmHg 高圧であることが条件。対照群には無加圧処置として，加圧は 20 mmHg とし，RIPC 群と同様 5 分加圧・5 分脱気の 3 サイクルを施行した。術後 90 日における残存する腎機能障害の定義であるが，術前より血清クレアチニン値が 0.5 mg/dL 以上高値であることとした。

結果

術後 90 日において，残存する腎機能障害は RIPC 群 5.5%，対照群 18.2%。腎代替療法を要したのは RIPC 群 3.7%，対照群 10.9%。死亡率は，RIPC 群で 9.2%，対照群で 8.3%。AKI を発症した患者において，術後 90 日における残存する腎機能障害は，RIPC 群 5.3%，対照群 23.2% であり，腎代替療法を要したのは RIPC 群 2.6%，対照群 14.3%。

考察

AKI 高リスク患者に対する RIPC により，短期だけでなく長期腎機能予後の改善を認めた。RIPC の有効性は議論が分かれており，プロポフォールの術中使用により，RIPC の臓器保護効果が減弱されるという指摘もある[2]。本研究ではプロポフォールは使用せず，RIPC による腎臓の長期予後改善効果が認められた。RIPC の臓器保護効果の機序は不明な点が多いが，RIPC が虚血組織からのダメージ関連分子パターンの放出を誘導し，これらの分子が細胞周期停止のような腎臓における自己

保護機構に関与する可能性があることが示唆されている。

結論

RIPC は AKI 高リスク患者において，術後 90 日の腎機能障害の残存や腎代替療法の必要性に関して，明らかに腎機能予後を改善した。また RIPC は AKI の重症度を低下させるだけでなく，AKI を発症した患者において腎機能回復にも大きく寄与した。

Editorial comments

RIPC 臓器保護効果の長期的予後への影響を検討した研究。RIPC は過去の研究で，肯定的な意見がある一方否定的な意見も多く，議論が交わされてきた。プロポフォールが潜在的に RIPC の臓器保護効果を減弱させる作用[2]があるとのことであるが，メカニズムに関して不明な点が多い。ただし非侵襲的かつ安価に臓器保護効果を獲得することが可能であり，腎保護効果の長期予後も良好である。他臓器の保護も含め，今後の臨床利用に大いに期待したい。

1) Zarbock A, Schmidt C, Van Aken H, et al. Effect of remote ischemic preconditioning on kidney injury among high-risk patients undergoing cardiac surgery : a randomized clinical trial. JAMA 2015；313（21）：2133-41.
2) Kottenberg E, Thielmann M, Bergmann L, et al. Protection by remote ischemic preconditioning during coronary artery bypass graft surgery with isoflurane but not propofol―a clinical trial. Acta Anaesthesiol Scand 2012；56（1）：30-8.

Q71 デクスメデトミジンは急性腎障害発症を予防するか？

前向き無作為化比較試験

Perioperative dexmedetomidine reduces the incidence and severity of acute kidney injury following valvular heart surgery.
Cho JS, Shim JK, Soh S, et al.
Kidney Int 2016；89（3）：693-700.

目的

α_2 アドレナリン受容体作動薬であるデクスメデトミジン（DEX）は，動物研究で腎保護効果が報告されている。DEX を麻酔導入直後から投与開始し 24 時間投与することにより，術後急性腎障害への影響を調査した。

方法

対象は待機的心臓外科手術患者，20-80 歳の 200 人。麻酔導入直後から DEX を 24 時間，0.4 μg/kg/h の速度で投与した。主要評価項目は術後 AKI 発症率で Acute Kidney Injury Network の診断基準を用い，stage 1-3 の 3 段階に分類した。Stage 3 が最重症。副次評価項目は，ICU 滞在期間・院内死亡率・脳卒中・止血再手術・48 時間を超える人工呼吸・胸骨創感染である。

結果

AKI 発症率は DEX 群で有意に低率であった（DEX 群 14%，対照群 33%）。対照群で 14% の患者に stage 2 または stage 3 の AKI を認め，このうち 5 人の患者に腎代替療法を要した。一方 DEX 群では，stage 2 は 0 人，stage 3 は 1 人（1%）であり，この 1 人にのみ腎代替療法を要

した．脳卒中および 48 時間以上の人工呼吸の発生率は，DEX 群で有意に低かった．ICU 滞在期間は DEX 群で有意に短期間であった．

考察

DEX が腎機能に与える理論的利点はいくつかの動物実験によって実証されている．第 1 に DEX はシナプス前 α_2 受容体を刺激し，交感神経シナプス部位でのアドレナリンおよびノルアドレナリンの放出を阻害する．結果的に，交感神経副腎系の過活動および外科的ストレスにより誘発されうる交感神経反応が減弱し，血行力学的反応が安定状態に維持され，腎機能が良好な状態で維持される．第 2 に α_2 受容体は尿細管近傍の脈管および尿細管に広く存在し，DEX は内皮 α_2 アドレナリン受容体の活性化によって仲介される一酸化窒素依存性血管弛緩を誘導する．第 3 に α_2 アドレナリン受容体の刺激は，レニンおよびアルギニンバソプレッシンの放出を阻害し，糸球体濾過を増加させ，水およびナトリウムの再吸収を減少させることによって利尿を誘導する．DEX は多くの研究で虚血障害の後ではなく，前に投与された場合に臓器保護効果を示した．したがって虚血損傷前の DEX 早期介入は，虚血再灌流傷害に対する臓器保護効果のために重要である．

結論

心臓弁膜症手術における AKI 発症率および重症度において，DEX の投与が有効で，予防に効果的である．DEX のこの有益な効果はまた，術後合併症発症率と ICU 滞在期間短縮と関連していた．

Editorial comments

麻酔科医にとっては鎮静薬として馴染み深い α_2 アドレナリン受容体作動薬による腎保護作用の報告である．麻酔導入直後から先制的に投与することにより，AKI の発症率を低下させることが可能であり，ICU 入院期間の短縮が可能であった．一施設で行われた研究デザインであるため，医学的根拠としては限界があるものの，腎保護効果を示唆する研究結果としては十分であるように感じる．

Q72 カルペリチド（ヒト心房性ナトリウム利尿ペプチド）に腎保護作用があるか？

前向き無作為化比較試験

Effects of low-dose atrial natriuretic peptide infusion on cardiac surgery-associated acute kidney injury: a multicenter randomized controlled trial.
Mitaka C, Ohnuma T, Murayama T, et al.
J Crit Care 2017；38：253-8.

目的

心房性ナトリウム利尿ペプチド（ANP）はさまざまな腎保護作用が報告されている．これまで ANP 投与効果に関して多施設参加型の調査は行われていなかった．今回，心臓手術関連 AKI 患者における腎機能および医療費に対する ANP の効果を評価した．

方法

心血管外科手術後 AKI 症例に対し，ANP を用いた前向き多施設無作為化二重盲検プラセボ対照試験．日本の 11 施設にて施行され，試験開始以降 90 日までフォローした．AKI 診断基準は the

Kidney Disease：Improving Global Outcomes（KDIGO）criteria を使用した。ANP 投与量は 0.02 μg/kg/min とした。血清クレアチニン値が術前値まで低下するまで投与した。評価項目は，90 日間の腎機能変化（血清クレアチニン値・血清シスタチン C・クレアチニンクリアランス・推算糸球体濾過量）・腎代替療法・ICU 滞在期間・入院期間・医療費である。

結果

当初 200 人の患者を登録する計画であったが，研究完遂したのは 77 人であった。介入群 37 人，対照群 40 人。理由は患者同意取得が困難であったこと，研究とは無関係に心臓外科医が好んで ANP の使用を希望したこと。血清クレアチニン値・血清シスタチン C・クレアチニンクリアランス・推算糸球体濾過量などの腎機能を表すパラメータに有意な差を認めなかった。腎代替療法・ICU 滞在期間・入院期間・医療費に有意な差を認めなかった。

考察

2 群間で評価項目に有意な差を認めなかった。介入群において，DAY1 で尿排出が有意に多かった。DAY2・DAY3 においてフロセミドの使用量が有意に少ない結果であった。しかしこれらの結果は，腎機能に関して ANP の有用性を示すものではない。本研究での limitation は，当初の想定よりも被調査者が少なすぎることで，価値ある結果を評価することが難しくなっている。

結論

低用量 ANP に腎保護効果はなく，医療費を削減するという効果もなかった。

Editorial comments

ANP を用いた，多施設による前向き無作為化二重盲検プラセボ対照試験である。ANP の潜在的な腎保護効果を指摘する意見は多い。しかし本研究で期待された ANP の腎保護効果は確認されなかった。今回の研究では，術後に AKI を発症した患者を対象としている。そもそも AKI を発症した患者を対象として ANP を投与したところで，腎保護効果を検討することになるのだろうか。そのデザインでは，AKI 治療効果の検討には値するが，腎保護効果の検討とは言い難い。心臓外科術後 AKI の発症は，手術中の人工心肺や循環停止時の血行動態変化に起因する。研究目的や薬物投与開始タイミングに関する記述が曖昧であるが，もし ANP の腎保護効果を検討したいのであれば，人工心肺開始前に ANP を投与開始するデザインにするべきであったと考える。実際，ANP による腎保護効果の可能性を示唆する多くの臨床研究では，腎臓へのダメージが発生する前から ANP を投与する，先制的投与の研究デザインが多い[1〜4]。本研究では AKI 発症後に ANP を投与する計画となっているが，なぜこのようなデザインで研究を行ったのか，大きな疑問を感じる。この研究デザインで，ANP に腎保護効果がなかったと結論するには早計と考える。

1) Mitaka C, Kudo T, Jibiki M, et al. Effects of human atrial natriuretic peptide on renal function in patients undergoing abdominal aortic aneurysm repair. Crit Care Med 2008；36（3）：745-51.
2) Izumi K, Eishi K, Yamachika S, et al. The efficacy of human atrial natriuretic peptide in patients with renal dysfunction undergoing cardiac surgery. Ann Thorac Cardiovasc Surg 2008；14（5）：294-302.
3) Sezai A, Nakata K, Iida M, et al. Results of low-dose carperitide infusion in high-risk patients undergoing coronary artery bypass grafting. Ann Thorac Surg 2013；96（1）：119-26.
4) Mori Y, Kamada T, Ochiai R. Reduction in the incidence of acute kidney injury after aortic arch surgery with low-dose atrial natriuretic peptide：a randomised controlled trial. Eur J Anaesthesiol 2014；31（7）：381-7.

ワンランク上の心臓麻酔に必要なエビデンス　　＜検印省略＞

2018年5月18日　第1版第1刷発行

定価（本体5,400円＋税）

編集者　石　黒　芳　紀
発行者　今　井　　　良
発行所　克誠堂出版株式会社
〒113-0033　東京都文京区本郷3-23-5-202
電話（03）3811-0995　振替00180-0-196804
URL　http://www.kokuseido.co.jp

ISBN 978-4-7719-0507-8 C3047 ￥5400E　　　印刷　三報社印刷株式会社
Printed in Japan ©Yoshiki Ishiguro, 2018

- 本書の複製権・翻訳権・上映権・譲渡権・公衆送信権（送信可能化権を含む）は克誠堂出版株式会社が保有します。
- 本書を無断で複製する行為（複写，スキャン，デジタルデータ化など）は，「私的使用のための複製」など著作権法上の限られた例外を除き禁じられています。大学，病院，診療所，企業などにおいて，業務上使用する目的（診療，研究活動を含む）で上記の行為を行うことは，その使用範囲が内部的であっても，私的使用には該当せず，違法です。また私的使用に該当する場合であっても，代行業者等の第三者に依頼して上記の行為を行うことは違法となります。
- JCOPY ＜（社）出版者著作権管理機構　委託出版物＞
  本書の無断複写は著作権法上での例外を除き禁じられています。複写される場合は，そのつど事前に（社）出版者著作権管理機構（電話03-3513-6969, Fax 03-3513-6979, e-mail：info@jcopy.or.jp）の許諾を得てください。